I0749476

Écrit en collaboration avec Sébastien Chafoulais
www.parlerdemavie.fr

Vivre avec une maladie auto-immune, un combat sans répit…

Louisa Bensabeur

Je m'appelle Louisa, j'ai bientôt 33 ans, et aujourd'hui j'ai besoin de vous parler de mes aventures. La vie, en effet, m'a joué bien des tours depuis 5 ans…

L'existence, et je pense que je n'apprends cela à personne, est faite de hauts et de bas. Nous avons tous connu, à un moment ou à un autre, une période sombre. Nous avons pu broyer du noir, nous dire que nous avions touché le fond, et imaginer que personne ne pourrait jamais nous aider. C'est ce que j'ai ressenti, en tous cas, et je ne voyais vraiment pas comment je pourrais reprendre le dessus. Il est des questions qui semblent devoir rester sans réponse…

En ce qui me concerne, celles qui m'ont le plus pesé, tel un fardeau, ont été : Qui suis-je ? Où est passée la personne pleine de vie que j'ai été autrefois ?

Je me suis sentie terriblement seule, alors qu'autour pourtant on m'entourait chaudement. Je me suis sentie transparente, insignifiante…

Longtemps, j'étais loin de me douter que tous ces doutes et ce mal-être étaient la face cachée de la maladie. J'espère que cette lecture vous aidera vous aussi à y voir plus clair. Un peu de moi, pour vous…

Je suis née en 1990, à Perpignan, et c'est là que j'ai grandi. Ma famille était extrêmement nombreuse, puisque nous étions 11 enfants. Pour ma part, j'étais l'avant-dernière et surtout je n'étais entourée que de frères. Ma mère, en voyant les garçons se succéder les uns après les autres, a tenu bon, insistant jusqu'à enfin mettre au monde une fille. C'était très important pour elle. Et tardivement, donc, je suis apparue.

Mon enfance s'est bien déroulée, et j'étais du genre à ne jamais tomber malade, et à ne voir le médecin qu'une fois par an. Autour de moi, toutefois, les pathologies lourdes ne manquaient pas. Mon frère aîné était né avec un léger handicap mental, un autre souffrait de la maladie de Crohn, avec une rectocolite hémorragique, et d'autres ont subi des infarctus. Ma mère, elle, était diabétique et insulinodépendante trois fois par jour, et elle a eu également de graves accidents cardiaques. Suite à cela, elle a enchaîné des AVC, et un double pontage en 2008. J'avais 18 ans à peine quand on lui a prélevé des artères au niveau des jambes pour remplacer celles du cœur.

Une très lourde opération qui a généré énormément de stress dans notre foyer.

Devant tous les ennuis de santé que devait subir en permanence ma famille, j'avais le sentiment qu'il me fallait rester vaillante, et ne pas flancher. Je refusais d'ajouter d'autres pépins à ceux avec lesquels nous devions guerroyer jour après jour. D'ailleurs, même si je n'étais entourée que de garçons, c'est moi qui avais le caractère le plus fort et déterminé.

À la maison, je m'occupais beaucoup de ma maman. C'est moi qui lui faisais ses piqûres d'insuline, et quand elle était hospitalisée je posais beaucoup de questions liées à ses problèmes de santé. Il arrivait même qu'on me demande si j'étudiais médecine. Ce n'était pas le cas, mais j'avais acquis avec le temps une grande familiarité avec tout le jargon médical. Chez nous, les maladies étaient tellement présentes que je ne les considérais plus comme des ennemies, mais plutôt comme des membres à part de la famille. D'ailleurs, j'étais du genre à positiver. J'y trouvais une motivation pour qu'on se serre les coudes et qu'on se batte, afin de prouver qu'ensemble nous étions plus forts que les ennuis de santé. Quand je voyais ma maman ou l'un de mes frères baisser les bras, j'avais toujours un message encourageant pour eux, et les poussais à relever la tête. Je leur rappelais aussi que d'autres souffrent de situations pires encore que les nôtres : certains subissent des accidents qui les clouent dans un fauteuil roulant, d'autres naissent avec des problèmes tellement lourds qu'ils ne tiennent sur terre que quelques années… Je ne me suis jamais apitoyée, ou laissée abattre.

Le fait d'être croyante, sans doute, m'aidait à garder cette attitude constructive. J'ai toujours considéré que les épreuves mises sur notre route doivent nous pousser à mobiliser nos forces et être plus endurants dans la vie. Cela m'a aidée, car parfois on traverse des moments très difficiles, qui créent des sentiments en boucle compliqués à gérer. C'est le cas du deuil, notamment, et j'ai vécu cela il y a un an et demi, lorsque ma mère nous a quittés. Elle allait fêter ses 68 ans un mois plus tard, et tout semblait bien aller. Je suis allée faire une course pour elle, un matin, après lui avoir préparé son petit-déjeuner, mais quand je suis rentrée les pompiers étaient devant la maison. Elle venait de subir une hémorragie cérébrale, et est décédée quelques heures plus tard.

Ce fut bien entendu un coup très dur. Moi, de mon côté, j'avais été diagnostiquée un an plus tôt de la maladie lourde qui depuis m'accompagne chaque jour. Et je crois d'ailleurs qu'il est temps de parler du moment où c'est sur moi, et non plus seulement sur mes proches, que les problèmes de santé se sont acharnés…

J'ai toujours été une jeune femme très dynamique. À force de me voir lancée dans mille activités à la fois, c'était devenu sujet de plaisanterie avec mes amis, qui me demandaient à quel moment je m'arrêtais pour dormir. En plus de toute l'attention que je portais à ma famille, je passais énormément d'heures au travail. J'avais un poste d'agent d'entretien, pour lequel je prenais également toutes les heures supplémentaires possibles, et d'autre part je multipliais les petites missions d'intérim. Je m'occupais aussi de la maison, où je vivais avec mes parents, et allais à la salle de sport quatre soirs par semaine pendant une heure et demie. Quant aux week-ends, j'enchaînais les sorties avec les copines et les excursions. C'était un rythme très soutenu, mais je m'en accommodais bien. J'avais la chance de ne pas avoir besoin de beaucoup d'heures de sommeil, et surtout j'avais la vingtaine et envie de croquer la vie à pleines dents. Il serait bien temps de dormir une fois que je ne serais plus de ce monde…

En arrivant à l'âge de 28 ans, toutefois, j'ai commencé à me sentir de plus en plus fatiguée. Puisque je m'approchais doucement de la trentaine, c'est sur cela que j'ai fait porter la responsabilité de ces petits coups de mou. Je n'avais plus vingt ans, et mon corps disposait peut-être naturellement de moins d'énergie. Ça ne m'inquiétait donc pas.

Cependant, un premier phénomène insolite s'est manifesté, toujours lorsque j'avais 28 ans. D'un coup, et sans que je trouve à cela la moindre raison, j'ai eu de grandes difficultés à ouvrir et fermer les serrures de porte. Il s'agissait d'un geste tout à fait anodin, mais étrangement il m'était rendu très compliqué. Face à cet obstacle inattendu, j'ai même pris l'habitude d'appeler parfois les gens autour à mon secours, en expliquant comme je le pouvais que je parvenais pas à ouvrir ou fermer. C'était assez déconcertant, mais aussi très frustrant. J'avais l'impression que mon cerveau commandait correctement le geste, mais que ma main refusait de l'accomplir. Cependant, je n'y ai pas donné trop d'importance.

Bientôt, toutefois, de nouveaux phénomènes étranges se sont manifestés. D'abord, mes fatigues sont devenues de plus en plus fréquentes et intenses. Je me suis mise à m'endormir partout, en tombant instantanément dans un sommeil très profond. Là encore, j'ai refusé de prendre ce signe trop au sérieux. J'ai pensé que j'avais des carences, et qu'il s'agissait donc d'un problème d'alimentation. En effet, je mange très peu de viande, et seulement du poulet ou de la dinde.

Mais tout s'est compliqué quelque temps après, car en plus de l'épuisement qui ne me quittait plus, j'ai senti certaines raideurs sur mon visage. J'avais l'impression de me retrouver dans un film de science-fiction, lorsque des phénomènes non expliqués surgissent et que rien ne semble les lier entre eux. Petit à petit, j'ai observé que ces raideurs se produisaient toujours du côté gauche. Je sentais de manière confuse que ma joue et la partie supérieure de la lèvre s'affaissaient, par moments. Pour tenter d'y comprendre quelque chose, je me suis dit qu'il s'agissait peut-être d'un problème de mâchoire, ou d'une dent de sagesse qui poussait. C'était la seule explication rationnelle qui me venait à l'esprit.

Bientôt, hélas, de nouveaux gestes du quotidien sont devenus à leur tour très compliqués à réaliser. Enfiler mes baskets, par exemple, s'est converti en un défi éreintant. C'était vraiment fou ! Je me suis alors murée dans un certain déni, refusant de considérer que ce cocktail de dysfonctionnements, de plus en plus diversifiés, devait avoir une raison et qu'il fallait s'y pencher de près. Comme depuis le début, je me suis donc contentée de m'adapter. Puisqu'il était ardu de m'habiller ou me chausser, je me suis mise à ne plus porter que des leggings et des claquettes. Ma vie devait se poursuivre comme si de rien n'était !

Aussi étrange que cela puisse paraître, je n'ai toujours pas réagi lorsque la situation a continué d'empirer, avec chaque fois de nouveaux symptômes. Bientôt, c'est ma perte de poids qui est devenue préoccupante. J'étais tellement fatiguée qu'après avoir mangé deux cuillerées je n'avais plus la force de continuer, et abandonnais pour aller dormir. Il m'arrivait même de tomber, et j'attribuais cela à un vertige lié au manque de nourriture, sans remarquer que c'est ma jambe gauche qui m'avait lâchée d'un coup. À d'autres moments, j'étais atteinte de dysphonie, c'est-à-dire que je commençais à parler du nez. Je souffrais également d'épisodes de dysarthries, qui est l'incapacité à articuler correctement les mots. Je pouvais discuter avec quelqu'un et m'affoler en découvrant que ce qui sortait de ma bouche ne voulait plus rien dire. Comme avec la serrure, il me semblait que le cerveau donnait le bon ordre, mais qu'il n'était pas écouté, et que mes mâchoires agissaient à leur guise.

Au vu de l'accumulation de soucis, et de leurs caractéristiques, j'ai fini par me dire que le problème venait de ma tête. Il était sans doute neuronal. L'hypothèse qui m'a paru la plus vraisemblable était la survenue d'un AVC, plusieurs mois auparavant, dont je n'aurais pas été consciente. Étant donné le nombre de dérèglements, mais aussi leur fréquence, augmentait considérablement, j'ai décidé d'en parler sérieusement à un médecin, pour la première fois. Il faut dire que, si pendant un certains temps les différents symptômes étaient restés intermittents, allant et venant de temps en temps, ils étaient maintenant presque permanents.

Je ne suis pas du tout habituée à voir des docteurs, et ai toujours préféré les vieux remèdes maison aux médicaments. Si j'attrape un rhume, par exemple, je prends une cuillerée de miel et attends que l'état de la gorge s'améliore. Sauf que cette fois-ci, je le savais, il fallait que je confie mon cas à des professionnels. Et surtout, je commençais à trouver tout ce qui m'arrivait bien trop pesant. Cela faisait plus d'un an que ces phénomènes étranges s'accumulaient et se pérennisaient, et j'en avais ras le bol ! Après avoir consulté mon généraliste, celui-ci m'a orienté vers une neurologue de l'hôpital de Perpignan, à côté de chez moi. J'y suis restée une journée entière, pour toute une batterie d'examens : IRM, scanner, prise de sang… Mais après analyse, la neurologue m'a annoncé qu'elle n'avait rien détecté d'anormal. Selon elle, ça devait être psychologique.

J'ai été très surprise par ce diagnostic. Immédiatement, c'est ce que j'ai exprimé à la spécialiste qui me faisait face : « J'ai 29 ans, et je ne porte pas toute la misère du monde sur mes épaules. Je n'ai pas de souci particulier, j'aime la vie, donc je ne vois pas de raison de croire qu'il s'agit d'un problème psychologique… » Elle m'a expliqué que parfois on est dans le déni, et qu'on n'est pas capable de déceler qu'on n'est pas très bien dans sa tête. Sceptique, j'ai tout de même décidé de lui faire confiance. Après tout, elle était la professionnelle, et en savait a priori plus que moi sur ces questions. Je suis donc sortie de ce rendez-vous en tentant de me convaincre que je devais arrêter de me plaindre de ce qui m'arrivait, et que la meilleure solution pour aller mieux était de prendre un peu de repos. Avec le recul cependant, je comprends que je n'ai pas suffisamment persévéré. Devant l'absence de diagnostic cohérent, j'aurais dû insister pour que l'on continue de chercher. Car rester dans le flou, comme j'allais le découvrir malgré moi, était sur le point de me faire toucher le fond et mettre ma vie en danger…

J'avais pu pour le moment masquer plus ou moins mes problèmes. Désireuse de n'inquiéter personne, mais aussi refusant à tout prix d'assumer que j'avais des soucis, je parvenais à maintenir une image à peu près présentable. Mes proches me voyaient perdre du poids et être de plus en plus fatiguée, mais je pouvais facilement prétexter que c'était parce que je travaillais et sortais trop. Je rassurais tout le monde en affirmant que j'allais baisser un peu le rythme, et que j'étais sur le point de retrouver à la fois un bon repos et les kilos perdus.

Cependant, la pression à laquelle je me soumettais pour nier devant les autres, mais aussi à moi-même, le caractère préoccupant de ce qui m'arrivait me générait une grande tension. Et pire encore, j'ai bientôt compris que je ne pouvais plus suivre ma cadence habituelle. Je voyais que mes amies continuaient à vivre au rythme qu'elles avaient toujours connu, mais moi je n'en étais plus capable. J'avais l'impression d'être stoppée dans mon élan, m'enfermant à la maison et me sentant de plus en plus seule. Mon contrat de travail s'était terminé en 2017, et depuis j'enchaînais les petits remplacements et les postes en intérim. J'avais donc cessé petit à petit de chercher ou accepter des jobs, sans presque m'en rendre compte. En revanche, j'ai dû décider clairement d'arrêter la salle de sport, parce que les exercices sur les machines m'étaient devenus impossibles. J'ai renoncé également à mes sorties avec mes amies. J'avais trop peur, en effet, qu'un incident survienne au cours d'une de nos escapades. Comment allais-je m'y prendre, par exemple, si en allant aux toilettes d'un restaurant je me retrouvais bloquée, comme cela se produisait parfois, sans parvenir à reboutonner mon jean ? Je me voyais mal appeler une de mes copines pour venir à mon secours, et devoir tout lui expliquer. Il m'était déjà arrivé une fois, avec ma nièce, de commander un plat et de ne pas être capable de manger plus de deux frites dans mon assiette. Ce genre de situation était tellement incommodant que le seul moyen de les éviter était de rester chez moi.

Pour ne rien arranger, en vivant avec mes parents je devais en permanence tenter de dissimuler. Si je chutais, je m'estimais heureuse que ce soit dans l'escalier, afin d'expliquer que j'avais tout simplement raté une marche. Mais les scènes gênantes ne cessaient de se multiplier. Une fois, par exemple, j'ai commencé à éplucher une pomme, en présence de maman. Mais en me voyant la reposer sans avoir terminé, elle m'a interrogée : « Qu'est-ce qui se passe ? Tu n'arrives pas à éplucher ta pomme ? » Je m'en suis sortie comme j'ai pu : « Si, si… Mais j'ai dû faire un faux mouvement à un moment, j'ai hyper mal au pouce et au poignet. » Il me fallait trouver au quart de tour des échappatoires. Je ne voulais surtout pas qu'on se pose des questions sur moi. Maintenir la face, cependant, devenait de plus en plus épuisant…

Il m'est difficile, avec le recul, de comprendre pourquoi j'ai fait preuve d'une telle obstination à cacher ce qui m'arrivait. Le fait d'avoir été autonome très jeune et d'avoir toujours travaillé a sans doute joué. J'étais habituée à être forte, et sans faille. Mais je crois que l'expérience de grandir dans une famille déjà bien touchée par la maladie a influé également. Ma présence était importante pour prendre soin de maman et de mes frères qui avaient des problèmes. Dans ces conditions, il m'était impensable de devenir un boulet. On avait besoin de moi, et en aucun cas d'un fardeau supplémentaire !

Contre toute attente, l'arrivée du Covid,

en 2020, m'a apporté un certain soulagement. Tout le monde autour pestait contre le confinement, mais moi j'étais ravie. Puisqu'il était impossible de sortir, il n'était plus nécessaire d'inventer des excuses pour refuser les invitations. Avec optimisme, je me disais même que ce repos forcé allait m'aider à me récupérer et reprendre du poil de la bête. Peut-être, pensais-je, je finirais par aller mieux… Après tout, suite aux propos de la neurologue, je considérais que mes problèmes pouvaient être psychologiques. Mettre toute vie sociale à l'arrêt, dans ces conditions, pourrait donc m'être bénéfique en me permettant de me recentrer sur moi…

Autre effet secondaire du Covid, il était malvenu de se rendre chez le médecin. Tout devait être fait pour éviter une possible contamination, et les consultations non urgentes étaient mises en pause. Dans ce contexte, j'avais l'esprit plus libre. Puisque je ne pouvais voir ni généraliste ni spécialiste, je pouvais cesser de me demander s'il n'était pas temps de solliciter des examens supplémentaires. J'ai donc attendu patiemment, en espérant que tout se solutionne comme par magie.

Hélas, cela n'a pas été le cas. Début 2021, constatant que ma situation empirait, je n'ai eu d'autre choix que prendre un nouveau rendez-vous chez le médecin. Il lui a paru étrange que mes symptômes persistent, et que d'autres apparaissent. Il m'a prescrit une autre IRM, ainsi qu'un scanner sous injection. Un an s'était déroulé depuis les premiers examens, et quand il a eu les résultats il m'a demandé de passer entre deux patients à son cabinet. J'ai deviné qu'il avait découvert quelque chose, et j'ai ressenti deux types d'émotions contradictoires. D'une part, j'étais soulagée à l'idée de savoir enfin ce qui m'arrivait. Et ce d'autant plus que depuis quelque temps je pensais que si on ne me trouvait rien dans aucun examen, cela signifiait sans doute que le problème était dans ma tête et que j'étais folle ou en très grosse dépression. Mais d'autre part, bien sûr, je craignais que ce qu'on ait découvert soit grave.

Ce que le généraliste m'a dit m'a paru cohérent. Après m'avoir expliqué que des taches blanches étaient apparues dans mes examens, il a émis l'hypothèse d'une sclérose en plaques. Il n'était certain de rien, mais voyait des signes concordants. Il m'a donc prescrit, cette fois-ci, une ponction lombaire. En me renseignant et découvrant que c'était douloureux, je ne me suis pas dégonflée. Je n'ai jamais été très douillette, et surtout j'étais désormais résolue à savoir ce qui m'arrivait. C'était sans compter, hélas, sur la situation particulière du moment ! En raison des soucis liés au Covid, cet examen a été annulé. Il était trop compliqué d'obtenir une place.

Cela ne m'a pas trop dérangé, toutefois, car j'ai immédiatement connu une période d'accalmie. Les symptômes se sont nettement amoindris, pendant plusieurs semaines… jusqu'à ce qu'au printemps 2021 ils reviennent avec plus d'intensité ! Mon état général, lui, s'en est fortement ressenti. Je me suis retrouvée cloîtrée à la maison avec une immense fatigue pesant sur moi en permanence. J'ai perdu toute ma joie de vivre, et les personnes que je fréquentais à l'époque me commentent souvent aujourd'hui, quand ils évoquent cette période, que je donnais l'impression d'être ailleurs, d'être vide.

Mes parents s'inquiétaient, et me conseillaient vivement d'aller consulter et demander à faire des bilans, mais je refusais d'agir. Je n'avais parlé à personne, dans mon entourage, de l'hypothèse d'une sclérose en plaques. Pour répondre à leurs pressions, je prétextais que le médecin m'avait diagnostiqué de fortes carences. Je devais simplement me reposer et attendre que la fatigue passe. Ce n'est qu'au bout d'un certain temps, lorsque j'ai enfin accepté de revoir mon généraliste, que j'ai évoqué avec mes proches l'existence de ces petites taches blanches, avant d'expliquer que la sclérose en plaques se soigne bien désormais, et qu'il n'était pas nécessaire de se préoccuper. Le médecin, en tous cas, constatait que j'étais de plus en plus fatiguée et ne comprenait pas pourquoi. Bientôt, dans tous les cas, mon état allait devenir bien plus angoissant…

J'étais arrivée à un point où ma faiblesse était telle que je passais mon temps à dormir. Ceci, bien entendu, était lié à mes difficultés grandissantes pour me nourrir. Je ne réussissais qu'à grignoter un tout petit peu, avant d'être prise d'un épuisement total, et au bout d'un certain temps un nouveau symptôme est apparu, bien pire : j'étais souvent obligée de recracher ce que j'essayais désespérément de mâcher, car je sentais que j'allais être incapable ensuite de le déglutir. Peu de temps après, c'est même avec l'eau que cette mésaventure s'est produite. Je ne parvenais plus à boire que par petites gouttes, toujours par peur que ça ne passe pas. Et en effet, un jour où je me suis convaincue que tout cela était psychologique et que j'ai tenté de boire une gorgée, j'en ai subi sans attendre les conséquences : une fausse route ! J'ai vraiment cru que j'allais y rester, et en un instant j'ai vu toute ma vie défiler devant moi ! Heureusement, j'ai eu le réflexe de courir jusqu'à la chambre de mon frère. En voyant que je suffoquais totalement, il a agi comme il le fallait. Il s'est levé de son lit d'un bond, et m'a donné des tapes dans le dos. Tout est alors sorti par le nez et la bouche. Mon intuition ne m'avait pas trompée les jours précédents : j'étais véritablement incapable désormais de déglutir correctement…

Cet épisode m'a permis de comprendre la gravité de ce qui se passait. J'ai bien vu, en effet, que j'avais été sur le point de mourir, simplement à cause d'une gorgée d'eau ! Toutefois, je suis restée dans le déni. Même s'il était évident que je devais aller à l'hôpital, je n'en ai rien fait. Sont alors arrivés les 15 jours les plus difficiles de ma vie. Je ne me nourrissais quasiment plus, me contentant de compotes et de yaourts que je n'étais pas capable de consommer en une seule fois. Après en avoir mangé la moitié, je ressentais une fatigue si intense que je devais les mettre dans le réfrigérateur, en les recouvrant de papier aluminium, avant d'aller dormir plusieurs heures. En avaler une partie avait demandé à mes muscles de tels efforts qu'ils devaient absolument se reposer !

Exténuée, je suis entrée dans une période tellement sombre qu'elle en est devenue morbide. J'étais si mal en point que j'avais fini par me dire : « Advienne que pourra. Le jour où je ne tiendrai plus, je tomberai et qui vivra verra… » J'avais perdu toute volonté de me battre, d'autant plus que j'étais convaincue que si je retournais consulter les médecins ils ne trouveraient rien. À quoi bon entamer de telles démarches, si c'était pour continuer à rester sans réponse ?

J'ai décidé de m'en remettre au destin : un événement grave allait forcément se produire, prochainement, et à partir de là j'entrerais dans ce qui pour le moment revêtait la forme d'un immense point d'interrogation. Il n'était plus question de lutter, mais simplement d'attendre de connaître mon sort. Mon seul espoir reposait sur ma foi. Je ne pouvais croire que mon Dieu allait m'abandonner. Puisque j'étais utile aux autres et qu'ils avaient besoin de moi habituellement, il n'y avait aucune raison pour que je disparaisse. Mon père, ma mère, et certains de mes frères dépendaient de moi, et aussi mes nièces, mes cousines, ma belle-sœur, mes amies et sœurs de cœur… Dieu, à un moment quelconque, allait m'apporter son aide. En attendant, il fallait tenir face à l'épreuve qu'il m'imposait pour tester ma foi.

Petit à petit, et sans y prendre garde, je m'étais transformée en un légume. C'est ma belle-sœur qui venait me donner la douche, car je n'étais plus capable de réaliser la moindre toilette. Le reste du temps, je végétais comme je le pouvais. Je suis arrivée à un point où pendant quinze jours je n'ai rien avalé de solide. Je n'avais donc plus aucune force, et dormais presque en permanence. Mais il me restait encore une étape à franchir pour toucher le fond, et j'allais vite la connaître : la soif.

Comme je l'ai déjà expliqué, j'éprouvais de plus en plus de difficulté à boire, tant il m'était devenu compliqué de déglutir, et aussi par peur d'une nouvelle fausse route. Bientôt, je n'ai même plus été en mesure d'avaler l'eau que goutte par goutte, ça ne passait plus ! Ce nouveau symptôme, bien entendu, n'allait pas tarder à produire des effets dévastateurs…

Le premier jour, je me suis contentée d'hydrater régulièrement mes lèvres. Mais dès le second je me suis réveillée en pleine nuit, totalement assoiffée. J'ai alors essayé de descendre seule, en empruntant tout doucement les marches de l'escalier. J'avais tellement peur d'en tomber que j'ai dû mettre dix ou quinze minutes pour parvenir au rez-de-chaussée ! J'avais pris garde également, avant de me lever, d'être la plus silencieuse possible, afin de ne pas réveiller ma mère, qui depuis quelques jours dormait à mes côtés dans ma chambre, de peur qu'il m'arrive quelque chose.

Une fois dans la cuisine, j'ai attrapé une bouteille d'eau, et ai compris pour la première fois la portée de l'expression « une oasis dans le désert ». Ce liquide qui s'offrait à moi me semblait soudain providentiel ! Cependant, le plus dur n'était pas de parvenir jusqu'à la bouteille, mais de boire… Avec espoir, j'ai mis une goutte dans ma bouche, pour voir comment mon corps allait réagir. Hélas, ce que je redoutais s'est produit : cette minuscule goutte refusait de descendre. Elle m'a donc à peine servi à me dessécher le palais, la langue et les lèvres. En refermant le bouchon, je n'ai pu m'empêcher de verser une larme, consciente que tout cela allait trop loin : mourir de soif, c'était sans doute la pire façon de disparaître…

Avec tristesse, j'ai repris le chemin de l'escalier. J'ai placé mon pied droit sur la première marche, puis le gauche sur la seconde, mais cette jambe-là, qui était celle qui répondait le moins bien, m'a lâchée. En tombant, mon premier réflexe a été de me maudire à l'idée d'avoir pu réveiller ma mère. Et effectivement, je l'ai entendue se lever rapidement et venir à mon secours. Un autre de mes frères a accouru lui aussi, et m'a aidée en me soulevant. Mais j'étais devenue un poids mort, sans aucune force, et il a donc fallu qu'ils me portent à bout de bras tous les deux pour que je parvienne enfin à monter.

Une fois dans mon lit, j'étais essoufflée comme jamais. Je me sentais comme si je venais de terminer le marathon de New York ! Une petite voix, en moi, me répétait « Ce n'est pas possible ! » Le lendemain matin, en me levant, il m'a été très difficile de sortir du lit. Depuis quelque temps déjà, j'étais obligée de me rouler sur le matelas, doucement, puis de m'appuyer lentement sur la table de nuit pour parvenir à me soulever. Et très vite la soif est devenue extrêmement intense. J'étais tout à fait déshydratée, et me sentais entièrement sèche à l'intérieur. La migraine, par ailleurs, était désormais permanente. J'étais arrivée au bout...

Pour la première fois, j'ai accepté l'idée qu'il était maintenant inévitable d'agir. Nous étions en fin d'après-midi, et j'ai regardé mon frère dans les yeux, avant de lui dire : « Écoute, ça fait trois jours que je ne bois pas et trois semaines que je ne mange pas. Si je veux espérer survivre, il faut que tu m'emmènes à l'hôpital.

Là-bas, ils pourront m'hydrater. »

Ma mère, en m'entendant, est entrée en panique, et est restée tétanisée. Pour la rassurer, je lui ai confié que je n'allais pas beaucoup tarder là-bas. Le temps de pouvoir m'hydrater, et je reviendrais à la maison. C'était d'ailleurs ma seule perspective : il fallait simplement que je puisse boire un peu pour survivre, je ne voyais pas plus loin.

Nous sommes arrivés aux urgences vers 18 heures, mais il nous a fallu attendre trois ou quatre heures pour que je puisse parler avec un médecin. Patienter m'était très pénible, puisque je continuais d'être en totale déshydratation. J'observais autour de moi, et découvrais de nombreuses personnes âgées, et d'autres alcoolisées. En croisant mon regard, un vieux monsieur qui était sous oxygène m'a dit gentiment : « Ça n'a pas l'air d'aller... » Je lui ai alors répondu avec de grandes difficultés, car j'avais beaucoup de mal à parler : « Non, mais ça va aller. Et vous, ça va mieux ? » Il m'a expliqué qu'il avait fait une crise d'asthme, mais que sa belle-fille n'avait pas voulu le garder, et qu'elle l'avait donc laissé aux urgences pour s'en débarrasser. Puis il s'est plaint d'être seul, et de rester simplement posé là dans un coin. Avec toute la douceur dont j'étais capable, je l'ai contredit : « Non, vous n'êtes pas seul. Regardez ! On est nombreux ici. » Ça l'a amusé, et moi j'ai pu penser un peu à autre chose que mes problèmes.

On a fini tout de même par s'occuper de moi et me mettre dans un box. Lorsque le médecin est arrivé, il m'a annoncé que rien de spécial n'avait été trouvé dans ma prise de sang, mais qu'effectivement j'étais en état de grande déshydratation. Il devait être minuit déjà, mais il a décidé de m'envoyer subir une IRM. Ensuite, m'a-t-il expliqué, on me garderait dans une chambre du service de neurologie.

Au moment de sortir du scanner, un incident désagréable s'est produit. Depuis plusieurs jours ma tête partait en arrière si on ne la tenait pas, car le muscle qui devait la supporter ne fonctionnait plus. J'ai donc prévenu l'infirmière qui devait me changer de lit, en lui recommandant de prendre ma tête dans ses mains. Hélas, elle ne m'a pas écoutée, et pire encore elle m'a répondu qu'elle n'était pas là pour me tenir. Comme je le redoutais, le derrière de mon crâne s'est écrasé d'un coup contre le brancard. Dépitée, je n'ai pas pu m'empêcher de glisser « Espèce de connasse ! » Ce n'était pas par volonté d'être méchante, mais j'étais exaspérée. Heureusement, je n'ai eu aucun autre désagrément de ce genre à vivre durant mon séjour. Le reste du personnel hospitalier a été très professionnel et gentil.

Une fois dans le service de neurologie, et sous perfusions pour me nourrir et m'hydrater, j'aurais pu me relâcher, mais n'en étais pas capable. J'étais arrivée un vendredi soir, et je n'ai pas pu fermer l'œil de tout le week-end. Je n'avais pas l'habitude des hôpitaux, je ne m'y sentais pas bien, et surtout j'avais envie de rentrer chez moi. Pour ne rien arranger, puisque nous étions en pleine période de Covid il était compliqué de recevoir des visites. Les infirmières, heureusement, ont remarqué que j'étais stressée et angoissée, et elles se sont donc relayées à mes côtés, pour me tenir compagnie. Elles me parlaient beaucoup, même si moi je ne parvenais pas à leur répondre. Mon état, en effet, s'était nettement détérioré depuis mon arrivée aux urgences, et j'avais perdu, entre autres, l'usage de la parole. Pour communiquer, j'utilisais mon téléphone, en tapant faiblement des messages dessus. Rassurant, le personnel hospitalier ne cessait de m'affirmer qu'au moins, ainsi, je pouvais me faire comprendre, et que c'était là l'essentiel.

À un moment, les personnes qui s'occupaient de moi ont fini par remarquer que je ne parvenais plus à avaler ma salive, et que j'étais obligée en permanence de la sortir de ma bouche avec ma main, ce qui ne constituait pas un spectacle des plus beaux à voir. Elles ont donc trouvé une solution, et m'ont inséré un tuyau dans la gorge, comme chez le dentiste, pour permettre d'évacuer ce liquide.

En attendant, je ne pouvais pas m'empêcher d'observer les gens autour. Beaucoup de mamies transitaient par le service, suite le plus souvent à un AVC. Je les regardais, seules et sans visites, et elles me faisaient de la peine. En commentant cela à mon frère, plus tard, il a ironisé : « T'es là parce que tu as un problème, mais c'est pour les autres que tu as de la peine… » J'avais la chance, par ailleurs, de recevoir ses visites chaque jour. En effet, les équipes de l'hôpital lui permettaient exceptionnellement de me rejoindre, alors que cela n'était pas autorisé normalement, à cause du COVID. Tout le monde, dans le service de neurologie, avait été très touché par l'état dans lequel j'étais arrivée, et face à ma détresse tous se sont montrés adorables avec moi.
Un peu plus tard, quand j'irais mieux, je ne serais pas mécontente en tous cas de sympathiser avec l'une de ces patientes âgées, et de la retrouver régulièrement pour l'emmener en balade dans les couloirs.

Une fois habituée à ce nouveau cadre, et

en voyant tout ce monde prendre soin de moi, j'ai pu enfin passer une étape dans ma tête. À un moment, je me suis dit : « Loulou, en fait t'es malade, et je crois que ça va être compliqué. De toute façon, il n'y a qu'à regarder où tu te trouves pour te rappeler que tu n'es pas dans un mauvais cauchemar, mais dans la réalité. Ta réalité. » En parallèle, également, j'ai ressenti une forme de sérénité. J'ai pensé que maintenant qu'on s'occupait de mon cas, on allait découvrir ce que j'avais.

Le lundi, on m'a fait des examens douloureux en ORL, en me passant des tuyaux dans le nez et dans la gorge. Cependant, cette souffrance m'était égale. Je voulais savoir ce que j'avais et étais prête désormais à tout endurer pour y voir clair. Rien n'ayant été détecté chez l'ORL, on m'a annoncé qu'un autre examen allait être réalisé, et en attendant on m'a laissée couchée. Il faut dire que dans mon état, quoi qu'il arrive, j'étais incapable de rester assise. Et lorsque cela, pour une raison ou une autre, était nécessaire, on était obligé de m'attacher, afin que mon corps ne parte pas en arrière ou en avant.

Lorsqu'on m'a emmenée pour passer l'ENMG (Electro-neuro-myographie), la rencontre avec le médecin a été déconcertante.

Nous nous sommes longuement regardés dans les yeux, et il a pu voir bien sûr que j'avais une paupière totalement baissée. Alors il m'a dit, d'un coup : « Ne t'inquiète pas, ma jolie. Je pense savoir ce que tu as, mais je vais vite le confirmer. » J'ai immédiatement senti un grand espoir monter en moi, en l'écoutant. Ses paroles, sans que je comprenne bien pourquoi, m'avaient donné confiance. À moins que ce soit son aura, et ce qu'il dégageait. J'ai deviné, en tous cas, que lui allait être capable de m'aider.

Après m'avoir fait entrer dans une salle, il lui a fallu me porter. Pendant ce temps, il me posait des questions, et voyait à quel point j'avais du mal à articuler un mot. Là encore, il a été rassurant : « Ne te fatigue pas. Je vais réaliser l'examen. » Il s'est saisi d'un petit stylet, et l'a passé sur mon bras droit, qui a un peu réagi. Mais lorsque c'est sur le côté gauche qu'il l'a dirigé (c'était la partie de mon corps qui était la plus atteinte), je n'ai rien ressenti. Le verdict du spécialiste est immédiatement tombé, tandis qu'il tournait son écran vers moi pour me permettre de mieux comprendre : « En fait, ma grande, tu as une myasthénie généralisée. Je t'explique… Ton cerveau envoie les informations aux muscles pour les tâches du quotidien, pour attraper, pour parler, pour tout, car nous avons des muscles partout… Seulement, tes anticorps détruisent l'information envoyée par le cerveau avant qu'elle parvienne aux muscles, et ceux-ci n'ont donc pas le temps de réagir. » Puis il a ajouté : « Ne t'inquiète pas, on va te mettre sous traitement tout de suite, maintenant qu'on sait ce que tu as, et ça va aller de mieux en mieux. D'accord ? »

Pour lui répondre, j'ai secoué un peu la tête et ai versé une petite larme. J'étais rassurée de constater que je n'étais pas folle, et que j'avais un véritable problème. Et celui-ci, qui plus est, avait un traitement !

Une fois dans ma chambre, l'interne est immédiatement venue pour me donner davantage d'informations. Elle m'a expliqué que jusque-là, tout le monde pensait que je souffrais de botulisme, une affection très lourde qui tue chaque année des gens, après qu'ils ont consommé une boite de conserve endommagée. Puis elle a répété le même diagnostic que le spécialiste précédent : J'étais atteinte d'une myasthénie généralisée très grave. Personne n'y avait songé, cependant, car c'est une maladie extrêmement rare. On allait maintenant m'administrer le traitement d'immunosuppresseurs et de corticoïdes par intraveineuse, puisque je ne pouvais toujours pas déglutir, et on attendrait ensuite que mes muscles reprennent peu à peu leurs fonctions.

J'ai pu vite aller mieux grâce aux médicaments, mais on a laissé encore passer deux jours avant de me permettre de tenter d'avaler quelque chose, par peur que je fasse une fausse route. C'est le mercredi, à 15 h, qu'on est arrivé avec une verveine et qu'on m'a proposé d'essayer de la boire goutte par goutte dans une petite cuillère, sous surveillance bien entendu. J'étais ravie et émue de voir que le liquide s'écoulait sans problème. J'avais presque fini par croire que jamais plus je ne parviendrais à boire, et c'était un grand soulagement. Ensuite, on m'a demandé de prendre la tasse dans mes mains, et de tenter une ou deux gorgées. Elles sont passées elles aussi. Par contre, je sentais une immense fatigue. On m'a alors expliqué que cela était normal, du fait que mes muscles n'avaient pas fonctionné pendant plusieurs jours. Il leur faudrait du temps pour repartir convenablement. J'étais rassurée, en tous cas, de n'avoir pas fait de fausse route, car je l'avais beaucoup crainte. Le fait d'être dans un hôpital, toutefois, m'avait donné confiance : s'il m'arrivait quelque chose, j'étais au meilleur endroit pour qu'on me prenne en main et m'aide à m'en sortir.

Après ce premier test, on m'a laissée un peu tranquille. J'étais alimentée par intraveineuse, et c'était une sensation étrange. La poche à laquelle j'étais reliée m'administrait un produit qui ressemblait à du lait de coco, très épais. Malheureusement, il avait tendance à remonter avec la salive, ce qui était plutôt écœurant et me coupait l'appétit. J'étais hydratée aussi par une autre poche, mais ne rêvais que d'une chose : pouvoir bientôt boire de l'eau, tout simplement ! En attendant, les forces tardaient à revenir. J'étais arrivée à l'hôpital en situation d'extrême faiblesse.

Le moral, par contre, allait mieux. Après m'être demandée si j'étais folle, et si tout ce qui s'était passé n'avait pas été le fruit de mon imagination ou d'une volonté inconsciente d'auto-destruction, j'étais soulagée de savoir désormais que j'étais bel et bien atteinte d'une maladie, et qu'elle avait un nom. Contre toute attente, cela m'offrait un cadre plus rassurant, d'autant plus qu'à l'hôpital on me prenait en main. Il ne me restait plus qu'à attendre patiemment que tout rentre dans l'ordre. Chaque matin, en me réveillant, ce sont des pensées positives qui me venaient à l'esprit. Je me disais que le bout du tunnel était proche, et que le puzzle dans lequel j'étais entrée allait finir par se compléter.

Après le réveil, j'avais droit chaque fois au rituel du peak flow. C'est un appareil qui mesure notre capacité pulmonaire, et dans lequel on doit souffler le plus fort possible. C'était important, puisque la myasthénie attaque particulièrement le cœur et les poumons. C'était donc un paramètre à suivre avec attention, et je guettais la vitesse à laquelle montait la petite bille lorsque je soufflais, car c'est cela qui déterminerait si tout allait bien ou pas. J'étais loin cependant d'avoir retrouvé toutes mes facultés, et jour après jour ce test ne donnait pas de très bons résultats. Je m'améliorais, mais très lentement.

Suite à la tisane, j'ai pu commencer à recevoir progressivement des repas liquides. On m'amenait des soupes, des crèmes desserts, ou des compotes. Ce n'était pas très varié, mais de toute façon mes capacités étaient réduites, et je ne pouvais pas ingurgiter plus de trois cuillerées au début. Au bout de cinq jours, on a tout de même pu débrancher les poches d'alimentation et d'hydratation, puisque je parvenais plus ou moins à boire et manger. Bien sûr, toutefois, on continuait de me surveiller de près dès que je devais avaler quoi que ce soit, par peur d'une fausse route. Heureusement, avec le temps je commençais à mieux comprendre mon corps, et à deviner si déglutir allait être possible ou pas. Et si j'avais le moindre doute, je m'en abstenais. Petit à petit, dans tous les cas, je retrouvais de plus en plus de liberté et c'était enthousiasmant.

D'ailleurs, je me sentais bien de manière générale. Les infirmières étaient absolument adorables avec moi, et j'appréciais beaucoup qu'elles me laissent recevoir des visites de mon frère, malgré les contraintes liées au COVID. Certaines venaient également s'asseoir auprès de moi, le soir, et nous discutions ensemble. Je crois qu'elles étaient touchées de m'avoir vue arriver dans leur service en si mauvais état tout en étant si jeune. Et il est vrai que lorsque j'observais les autres patients autour, la plupart étaient très âgés.

Même s'il était formidable avec moi, le personnel de l'hôpital devait toutefois m'imposer des soins qui n'avaient rien d'agréable à subir. J'avais l'impression d'être une toxicomane, après plusieurs jours, tant mes bras étaient bleuis en de nombreux endroits par les incessantes prises de sang auxquelles j'étais soumise. Bien sûr, je comprenais qu'on réalise tous ces examens, car ma santé restait délicate. Il fallait par exemple surveiller le foie, pour être sûr qu'il tolère bien les traitements, et s'assurer que mon organisme n'ait pas de réactions négatives. Tous les matins à 6h30, donc, j'avais droit à mon test sanguin ! Et en plus de cela, j'ai subi également différentes analyses, comme le scanner du thymus. Il était primordial pour les médecins d'avoir une vision complète et sans cesse actualisée de ma situation, notamment en ce qui concerne cette glande, qui est chargée de produire les anticorps. Dans ma pathologie, elle joue un rôle essentiel, car elle crée un surplus d'anticorps, qui ensuite attaquent l'organisme. Souvent, par ailleurs, elle finit par être cancéreuse, et il est donc important de la surveiller de près.

Pour moi qui n'avais jamais été habituée aux médecins, et encore moins aux hôpitaux, le séjour est vite devenu interminable. Je n'en pouvais plus, et j'avais très envie de rentrer à la maison. Je n'avais plus qu'une idée en tête : recevoir au plus vite mon bon de sortie ! Au bout d'une semaine, j'avais déjà réalisé quelques progrès. En plus de m'alimenter et de m'hydrater seule, je pouvais désormais m'asseoir, mais aussi me relever. Et bientôt, à l'aide d'un petit siège sur roulettes que je poussais devant moi, j'ai recommencé à faire fonctionner mes jambes, et à marcher très lentement. J'enchaînais les tours du lit, heureuse de constater que petit à petit ces gestes du quotidien m'étaient de nouveau accessibles. Puis j'ai été autorisée à m'aventurer dans les couloirs, à condition de ne pas rester debout trop longtemps, afin de ne pas m'essouffler. J'effectuais également différents exercices, notamment pour relancer les muscles des jambes, mais ils me fatiguaient énormément. Tout ne s'améliorait que lentement, et je continuais d'être extrêmement faible.

Cela, en tous cas, m'a aidée à assimiler une recommandation très importante du neurologue : je devais être à l'écoute de mon corps, pour savoir en permanence, et selon les moments, ce qu'il me permettait ou pas. Il était crucial de ne pas forcer. Après avoir eu les muscles atrophiés, les douleurs peuvent être atroces si on s'exerce trop, et les crampes insoutenables. Il faut donc apprendre à mesurer ses efforts. Cet enseignement, par ailleurs, serait essentiel également une fois revenue à la maison.

À ce propos, j'ai justement eu pendant la deuxième semaine une visite du neurologue et de son interne ayant pour objet de me préparer au retour chez moi, en m'expliquant bien comment je devrais prendre mes traitements. En fait, mis à part les injections d'immunoglobulines, je devrais continuer avec les mêmes prescriptions qu'à l'hôpital. Le plus important serait le Mestinon, avec ses deux comprimés au lever, deux à 14 h, deux à 17 h, et deux à 23 h. C'était lourd, et m'obligerait à programmer en permanence des rappels, mais c'était primordial. Du reste, m'ont expliqué mes interlocuteurs, je sentirais très vite si j'avais oublié mon médicament, car les raideurs musculaires ne tarderaient pas à apparaître, et j'aurais du mal à parler.

L'autre traitement que je devais suivre également, et pour encore plusieurs mois, serait les corticoïdes. J'en avais soixante milligrammes par jour, ce qui est énorme, et je pourrais progressivement, si tout allait bien, baisser par paliers de quinze jours ce dosage. Selon les calculs, il me faudrait plus d'un an pour pouvoir m'en passer, ce qui me paraissait très long. Cette molécule, en effet, ne manque pas d'effets secondaires plutôt désagréables, ce qui à la longue est démoralisant. On souffre de rétention d'eau, et on prend du poids, même en faisant attention à notre équilibre alimentaire. On ressent par moments des bouffées de chaleur, et notre vitalité et notre humeur connaissent de fortes variations. Après la prise, on expérimente le plus souvent des pics d'excitation, qui peuvent durer deux ou trois heures et s'accompagnent parfois de palpitations. Ensuite, on redescend et on se sent déprimé. Au jour le jour, cela est vraiment pesant !

Cette entrevue avec le neurologue lui a permis également de me donner plus d'explications sur les conséquences de la maladie sur ma vie quotidienne. Il m'a rassurée, d'abord, sur le fait que je pourrais sans problème avoir des enfants, et que la myasthénie n'est pas héréditaire. L'ensemble de ses propos, en fait, ont été encourageants. Selon lui, après la phase d'adaptation et grâce au traitement, tout se passerait bien à long terme, et les contraintes seraient limitées. Cela me donnait plus hâte encore de rentrer !

L'heure de quitter l'hôpital est venue deux semaines après mon arrivée, et à point nommé étant donné que je commençais à perdre patience. Le dernier jour, tandis qu'on me faisait ma prise de sang j'étais fin prête à m'en aller. Mes affaires étaient rangées dans mon sac depuis la veille au soir, et je bouillais à l'idée de pouvoir enfin m'éclipser. Il m'a fallu tout de même attendre encore un peu, car on devait me donner la douche. En effet, je restais particulièrement faible, et continuais d'avoir du mal à me tenir sur mes jambes. On voulait donc m'éviter tout risque de chute ou de malaise. Après cela, le médecin est passé me prescrire mon ordonnance, puis c'est la visite de la diététicienne que j'ai reçue. Elle m'a donné un petit livre, dans lequel on expliquait comment adapter sa nutrition aux corticoïdes. Certains aliments sont à privilégier, quand on suit ce traitement, et il est important en revanche de bannir le sel. Heureusement, j'ai toujours adoré les épices, ce qui me permettrait de ne pas avoir à manger des plats trop fades ! Tout ce qui apporte du magnésium m'était aussi interdit.

J'ai également dû décider si je continuerais à me faire suivre par le neurologue qui m'avait soignée, ou si j'en cherchais un autre. L'homme qui m'avait accompagnée jusque-là était très bien, mais c'est à l'hôpital qu'il exerçait. Or, ayant horreur de ce lieu je voulais absolument éviter de devoir y retourner régulièrement. J'ai donc opté pour un professionnel de l'extérieur. J'en ai d'ailleurs trouvé un très facilement, et qui s'est révélé excellent. C'est lui qui continue de me suivre aujourd'hui.

Une fois à la maison, j'ai été ravie de rejoindre les miens. Bêtement, toutefois, je ne pouvais pas m'empêcher de me sentir coupable, alors que je n'étais pour rien dans ce qui m'était arrivé. Mais le plus important était ma satisfaction en voyant tout le monde autour heureux de me retrouver, et soulagé. Je leur avais bien fait peur, à tous !

J'ai dû également me familiariser à de nouvelles habitudes de vie. Outre l'absence de sel, je restais limitée à de la nourriture molle, puisque ma déglutition n'était pas encore revenue à la normale. Mes repas étaient donc souvent constitués de ratatouille, de purée ou de riz bien cuit, ainsi que de coquillettes. Il m'a fallu plus d'un mois pour pouvoir manger du pain à nouveau, car il me donnait une sensation de gorge serrée. Dans tous les cas, face au moindre doute sur ce que je pourrais avaler ou pas, je choisissais systématiquement de ne pas prendre de risque. Je ne voulais surtout pas refaire une fausse route !

Physiquement, j'avais repris des forces, mais cela restait précaire. Si j'étais arrivée à l'hôpital au moment où je n'en avais plus aucune, j'avais désormais l'impression d'être environ à 50 % de mes capacités. Je marchais à peu près correctement, quoique jamais très longtemps et en me posant après quelques pas à peine, car je fatiguais très vite. Cela me permettait de me déplacer d'une pièce à l'autre. Je parvenais aussi à monter et descendre les escaliers, en prenant garde d'aller très doucement. Une fois que notre corps a commencé à nous lâcher, on a tendance à ne plus lui faire confiance, et on devient très prudent ! De toute façon, je portais presque tous mes efforts sur la jambe droite, car je n'étais pas certaine que la gauche coopère bien. Heureusement, du fait de la santé de ma mère, nous avions des rampes un peu partout à la maison, et je pouvais donc m'y tenir dès que j'avais besoin de me reposer.

Pour ce retour au domicile, j'ai fait le choix de garder ma chambre à l'étage, ce qui me permettait de vivre comme avant. Toutefois, tout allait plus lentement. Le matin – et c'est encore le cas maintenant – j'ai dû m'habituer à prendre mon temps pour me lever. Étant donné que les muscles se relâchent pendant le sommeil, il leur faut un certain délai pour se remettre en service. Moi qui depuis l'enfance bondissais de mon lit au réveil, c'était terminé ! Je devais m'asseoir doucement, puis attendre que les jambes et les bras se réactivent et perdent leur état de membres fantômes. Après la nuit, en effet, je pouvais les toucher sans sentir aucune sensation. J'avais et ai toujours besoin de temps pour les aider à reconnecter petit à petit avec mon cerveau, et qu'ils recommencent à lui obéir. Ça s'est amélioré depuis, mais à l'époque j'étais obligée de me rouler d'abord dans le lit, et me sentais toute endolorie. Dans tous les cas, il était impensable que je puisse me poser sur mes pieds avant quinze ou vingt minutes.

Maintenant que je n'étais plus à l'hôpital, j'ai pu un peu relâcher la tension, et j'en ai profité pour dresser un bilan de ce que j'avais vécu. Tout d'abord, j'étais rassurée, puisque j'avais l'impression d'être tombée deux semaines plus tôt le plus bas possible, et qu'à partir de là tout ne pouvait plus que s'arranger. Le plus compliqué, quoi qu'il arrive désormais, était derrière moi. J'ai commencé à réfléchir également sur le déni dont j'avais fait preuve, en refusant si longtemps de considérer que j'étais malade. Avec le recul, je me suis dit que si j'avais été plus douillette, ou plus encline à me plaindre, l'enfer que j'avais vécu aurait pu être bien pire. En ayant été dure avec moi-même et en sortant toute ma force de combativité, j'étais parvenue à rester debout et faire face pendant une période étendue. Je n'avais pas baissé les bras. Bien sûr, j'aurais pu aller plus tôt à l'hôpital, et éviter de me mettre en danger. Mais j'avais parlé de mes problèmes aux médecins, et j'avais même réalisé des examens. Les professionnels auxquels j'avais eu affaire, cependant, n'avaient pas su discerner ce que j'avais jusqu'à ce que ça revête des proportions plus angoissantes.

Rassurée d'avoir retrouvé ma maison, je n'ai tout de même pas repris une existence normale. D'une part je me sentais encore toute convalescente, puisque j'étais loin d'avoir récupéré toutes mes forces, et d'autre part je restais craintive. Il m'a fallu plusieurs mois pour oser sortir, par crainte d'être sujette à un malaise. Et quand enfin j'ai franchi ce pas, je mettais toujours dans mon sac à main mon ordonnance et la liste des médicaments qui m'étaient interdits, au cas où j'aie un souci. Si on me retrouvait inconsciente dans la rue, les pompiers sauraient immédiatement de quoi je souffrais, et éviteraient tout traitement non adapté.

Une nouvelle contrariété à laquelle j'ai dû m'habituer lors de ce retour au quotidien a été la volonté permanente des autres de m'aider. À la maison, en effet, tout le monde se proposait pour tout faire à ma place, et je vivais cela avec une grande frustration, et parfois un peu de colère, car je n'ai jamais apprécié qu'on s'occupe de moi. Cependant, même si je voulais par exemple cuisiner ou débarrasser la table, j'étais bien obligée de constater que je n'en étais pas encore capable. Je n'aimais pas non plus sentir chez mes proches une forme de compassion, qui n'était pas volontaire de leur part, mais qui me pesait. J'avais toujours eu avec ma mère, depuis l'adolescence, quelques désaccords, car elle avait tendance à se comporter en « maman poule ». Je lui répétais donc à longueur de temps qu'elle devait couper le cordon, et cesser de trop veiller sur nous. Dans mon nouvel état, bien sûr, cette tension est réapparue, étant donné que certains actes a priori simples m'étaient devenus compliqués à réaliser. Aussi, je devais insister : « Je viens de boire mon cappuccino, je peux bien laver ma tasse. J'en suis capable. » C'était d'autant plus important pour moi que j'étais convaincue que si on commence à se faire assister, alors il nous sera impossible ensuite de retrouver une totale autonomie. Correctement aider quelqu'un, dans certaines situations, c'est lui permettre de trouver comment résoudre seul un problème qu'on aurait tendance à vouloir lui éviter en exécutant le geste à sa place. Et cela est difficile à communiquer aux personnes qui nous aiment et s'inquiètent pour nous !

Au bout d'un temps, les membres de ma famille ont bien compris ma démarche, et ils ont appris à lâcher prise. Ils continuaient de chercher à me soulager, par moments, mais le faisaient de manière déguisée, ce qui était plus agréable, car cela ne me donnait plus l'impression d'être handicapée. De toute manière, j'étais encore convalescente, et qui plus est la myasthénie est une maladie qui varie beaucoup en fonction des émotions. Il y avait donc des périodes où, que je le veuille ou non, j'avais besoin d'un peu d'aide. Dès que j'étais un peu contrariée, ou si j'avais réalisé auparavant des efforts importants, j'étais prise de douleurs aiguës dans tout le corps et devais absolument me reposer. Ce n'était pas le mieux pour le moral, mais je l'acceptais comme un fait inéluctable. J'apprenais à être patiente !

Dès mon arrivée à la maison, en fait, j'ai décidé de ne pas me mettre la pression. Nous étions à la mi-juin, et je me suis dit que je devais me donner tout l'été pour récupérer progressivement et m'habituer à ma nouvelle vie de malade. Comme on me l'avait expliqué à l'hôpital également, il était important que j'écoute mon corps, en permanence, pour savoir ce que je pouvais faire ou pas. Il était donc hors de question, à peine de retour à la maison, de trop forcer. C'est dans cet état d'esprit que j'ai laissé passer cette saison, en cherchant à profiter de ma famille et du soleil. Il serait temps ensuite, à la rentrée, de redémarrer peu à peu une existence aussi normale que possible. Bien sûr, je ne pouvais pas éviter par moments d'être prise par les doutes. Je me demandais quel futur m'attendait avec la maladie. Je trouvais que celle-ci était arrivée bien trop vite, avant même que je puisse me marier ou avoir des enfants. J'avais peur d'être à jamais fatiguée, et de ne pas pouvoir profiter à nouveau de la vie. Quant à mon avenir professionnel, je devais aussi le reconfigurer. Mais dans l'ensemble, j'étais positive. J'étais convaincue de parvenir à bien m'en tirer. Je devais simplement laisser les traitements agir, et mon corps reprendre progressivement des forces.

Soulagée d'être sortie de l'hôpital et d'avoir retrouvé ma famille, il me restait un autre cap à franchir : raconter autour de moi de ce qui m'arrivait. Je n'en avais pas trop envie, mais savais qu'un jour ou l'autre je devrais m'y résoudre. Mes deux meilleures amies vivant à Paris, tout cela était compliqué. Nous nous voyions peu, à cause de cet éloignement, et je ne m'imaginais pas leur parler de tout cela au téléphone. Elles, bien entendu, avaient trouvé étrange de me voir disparaître un peu, et ne pas donner de nouvelles. Elles avaient même commencé à penser que j'avais envie de couper les ponts. Mais lorsqu'elles sont venues à Perpignan, au cours de l'été, et que je leur ai tout raconté, elles m'ont écouté avec une grande surprise, et n'ont pas pu retenir leurs larmes. Elles se sentaient coupables, d'un coup, de ne pas avoir été présentes dans un moment où j'aurais eu besoin d'elles à mes côtés. Bien sûr, je n'avais pas du tout l'idée de leur adresser de tels reproches, car je savais que j'avais été la première à les maintenir éloignées de mes soucis, et que j'avais justement choisi de ne rien leur dire sur le moment.

J'avais trop peur, quand je me suis retrouvée à l'hôpital, de les voir s'inquiéter pour moi et s'angoisser.

Les mettre au courant m'a permis de vivre avec plus de normalité ma maladie, et à mieux l'assimiler. Cependant, lorsque je sortais avec elles, je ne pouvais m'empêcher de me sentir mal au moment de me saisir de ma boite de médicaments, à heure fixe. J'avais l'impression, dans ces moments, d'être une petite mamie qui guette la pendule pour prendre son traitement. Mais là encore je n'avais pas le choix : je devais m'habituer à mon nouvel état, et au fait que mon existence ne serait plus jamais la même. Mes remèdes font partie intégrante de mon quotidien, c'est comme ça…

Une autre de mes craintes, vis-à-vis de mes amies, reposait sur le regard qu'elles allaient porter sur moi dorénavant. Je n'avais aucun doute quant à leur compréhension et leur soutien, mais je redoutais plus que tout qu'elles se montrent condescendantes à mon égard. En effet, c'est un réflexe qu'on peut observer chez de nombreuses personnes, lorsqu'elles sont en présence de quelqu'un dont l'état physique est diminué, que ce soit à cause d'un handicap ou d'une maladie lourde. Cela part d'un bon sentiment, mais je refusais de sentir qu'elles puissent me regarder avec pitié, et qu'au fond d'elles-mêmes elles soient en train de penser « la pauvre… », ou bien qu'elles évitent de me solliciter pour m'empêcher de me fatiguer. J'avais mes soucis, certes, mais je ne voulais pas qu'ils fassent évoluer leur manière de me percevoir et de se comporter avec moi.

Or, si pour éviter cela le plus simple aurait été de mener avec elles les mêmes activités qu'avant, sans aucun changement, cela m'était impossible. Ma maladie, justement, m'empêchait de vivre comme je l'avais fait jusque-là. Mes amies allaient donc devoir s'habituer à ce que je ne sois plus la Louisa qu'elles avaient toujours connue. Cela commençait, par exemple, par l'obligation dans laquelle je me trouvais, de temps en temps, d'annuler un de nos rendez-vous. Quand mon corps est exténué, il ne me laisse d'autre choix que de rester à la maison pour me reposer. Qui plus est, si je tente de le forcer je mets ma santé en danger et il me faut ensuite plusieurs jours pour récupérer. Il n'est donc pas envisageable de ne pas l'écouter, et j'ai dû m'habituer à passer parfois un coup de fil pour annoncer que c'est sans moi que se déroulerait la sortie que nous avions prévue pour le jour même. Quand mon organisme dit stop, il me faut lui obéir…

Second motif de préoccupation : mon aspect physique. Après avoir quitté l'hôpital, j'ai été convalescente pendant encore plusieurs semaines. Et puisque chaque effort me coûtait, et qu'en général je passais toute la journée à la maison, je me suis un peu négligée. Quand les simples gestes nécessaires pour s'habiller représentent un défi dont on ne sait pas si on sera capable de le relever, on s'habitue à ne porter que des vêtements amples ou faciles à enfiler. Je me suis donc retrouvée la plupart du temps en leggings et claquettes. Pour moi qui avais toujours été coquette, c'était bien sûr un énorme changement ! Et malheureusement, il était également conditionné par un autre aspect de ma nouvelle situation : la prise de poids. Les corticoïdes avec lesquels j'étais traitée entraînent à moyen et long terme un gonflement et l'apparition de rondeurs. Moi qui de tout temps avais été très sportive, et passais presque chaque jour à la salle de sport, sans compter une activité professionnelle très physique elle aussi, non seulement j'ai dû m'habituer à devenir sédentaire, mais en plus les médicaments me faisaient grossir. Au bout de quelques mois, j'ai fini par prendre 18 kilos, et ça a été très pénible à vivre. Quand je me regardais dans le miroir, j'avais un mal fou à assimiler ce que je voyais. Je refusais d'accepter qu'il s'agissait bel et bien de mon corps ! Et, plus pénible encore, je savais qu'il faut des années après l'arrêt de la cortisone pour pouvoir enfin perdre le poids qu'on a accumulé. C'est un processus extrêmement long !

Bien sûr, il était tentant dans ces conditions d'adopter coûte que coûte des activités physiques régulières. Plus d'une fois, j'ai songé à me réinscrire à la salle de sport ! Mais la myasthénie est une compagne pleine de contradictions, et qui rend cela presque impossible. Si dans le cas d'une maladie classique on a tendance à conseiller aux patients de se remettre à pratiquer des efforts modérés, car ils aideront le corps à retrouver des forces, cela n'était pas vrai dans mon cas. En effet, ma pathologie touche directement les muscles, et m'épuise à la vitesse de la lumière. Si je fais trop d'efforts, cela se révèle immédiatement contre-productif, et m'oblige à rester ensuite plusieurs journées totalement inactive, simplement pour récupérer. Dans ces conditions, l'équilibre est très difficile à trouver entre l'énergie qu'on peut se permettre de déployer, et celle qu'on perdra après la séance de sports, bien souvent plus importante que le gain... Quant à la nécessité, dans toute pratique physique, de maintenir une certaine régularité, là non plus on ne peut pas y compter. Dans ma vie désormais, c'est mon corps qui décide chaque jour ce que je peux accomplir ou pas, et je n'ai d'autre choix que de l'écouter. Cela vaut pour les sorties entre amies annulées au dernier moment tout comme la moindre promenade de santé. Je ne peux me lancer que lorsque mon organisme me le permet, et en prenant garde de ne pas trop le fatiguer, pour qu'il ne me le fasse pas trop payer ensuite ! Pour le résumer en peu de mots : je suis devenue prisonnière de mon corps.

Heureusement pour moi, mes amies tout comme ma famille ont très bien su gérer ma nouvelle situation. Moi qui avais peur de leur faire pitié, je n'ai jamais senti cela dans leur regard. Ce que j'y ai décelé en revanche, et cela me paraissait tout à fait normal, c'est de la tristesse pour moi. Elles trouvaient injuste que je ne puisse plus mener mon existence comme je l'avais toujours fait, et étaient peinées par la frustration qui m'était imposée, ainsi que par les souffrances qui rythmaient mon quotidien. Mais elles n'ont pas changé leur manière de me parler ni cessé de me proposer tout un tas d'activités ensemble. Rien ne s'est transformé dans leur comportement vis-à-vis de moi, et j'ai beaucoup apprécié cela.

Il est déjà suffisamment difficile de devoir modifier son mode de vie et d'avoir du mal à affronter son reflet dans un miroir, pour devoir subir également la sensation que les personnes qu'on aime portent sur nous un regard gêné. Je suis malade, mais je reste toujours la même. Et ça, mes amies et ma famille l'ont très bien compris, je ne les en remercierai jamais assez ! J'apprécie énormément, encore aujourd'hui, que mes proches n'aient pas peur de me confier ce qu'ils ressentent, sans se censurer.

Pour donner un exemple, une très bonne copine, l'autre jour, m'a touchée par sa sincérité. Elle m'a expliqué qu'elle était peinée de ne plus me voir aussi solaire que je l'avais été auparavant, alors qu'elle m'avait toujours connue radieuse et débordante de joie et d'énergie. Je n'étais jamais fatiguée à l'époque, et elle se souvenait que j'aimais lui répéter, lorsque nous travaillions et qu'elle n'en pouvait plus : « C'est bon, tu auras le temps de dormir quand tu seras morte. »

Certains proches pourraient avoir peur de faire ce genre de commentaire, et craindre de blesser leur amie malade. Pourtant, il me semble crucial de continuer à tout exprimer. C'est si on ne le faisait plus que j'aurais l'impression qu'on me diminue. Tant qu'on me dit tout, comme à quiconque jouissant d'une bonne santé, alors je suis normale. Ce message, il est important pour moi de le transmettre à ceux et celles qui accompagnent des malades : ne les réduisez pas à de pauvres petites choses qu'il faudrait sans cesse protéger ! Ils ont suffisamment à endurer à cause de leurs symptômes et de leurs traitements pour sentir en plus cette condescendance à leur égard, comme s'ils étaient à part de la société. La pitié, gardons-la par exemple pour les personnes qui agissent de manière détestable et manquent de respect pour autrui. Celles-ci, oui, méritent qu'on s'inquiète et s'attriste pour elles. Mais avec ceux qui subissent une pathologie ou un handicap, contentons-nous de regretter qu'ils ne puissent pas mener une existence à l'abri de toute préoccupation médicale, mais continuons à les traiter d'égal à égal. Car c'est ce que nous sommes ! Malades ou en bonne santé, nos vies finalement sont en grande partie les mêmes. Dévaloriser l'autre en ne l'estimant pas capable d'effectuer certaines choses ou d'écouter certains propos, c'est le ranger dans une case qui non seulement ne lui correspond pas, mais qui en plus le fera souffrir. La maladie, au quotidien, est suffisamment lourde à porter pour qu'on ne doive pas supporter, en prime, la douleur de se sentir mis à l'écart.

Une fois de retour à la maison, et après avoir tout raconté à mes proches, j'ai pu me concentrer sur ma récupération. J'étais sortie de l'hôpital dans un bien meilleur état que j'y étais entrée, évidemment, mais je n'en demeurais pas moins extrêmement faible. Rien que laisser traîner mon regard sur mes bras meurtris me rappelait par où je venais de passer. En effet, j'ai des veines très fines, qui rendaient la tâche très difficile aux infirmières pour me piquer ou m'installer un cathéter. Ces derniers, d'ailleurs, ne restaient en place que deux ou trois jours, tant mon corps y était inadapté. Heureusement que je n'ai jamais été douillette ! Quoi qu'il en soit, pendant plusieurs semaines mes bras sont passés par toutes les couleurs de l'arc-en-ciel, car ils avaient par la force des choses été maltraités.

Mais avec le recul, ce rappel visuel de ce que je venais de vivre n'était pas inutile. En effet, une fois de retour à la maison, j'ai commencé à retomber comme par réflexe dans le déni qui avait été le mien avant l'hospitalisation. De la même manière que j'avais refusé de donner la moindre importance aux symptômes pourtant de plus en plus préoccupants dont je souffrais, j'avais désormais une nette tendance à relativiser ce qui m'était arrivé. J'avais beau savoir consciemment que j'étais restée longtemps internée, et dans un état grave, je ne parvenais pas vraiment à y croire, comme si c'était quelqu'un d'autre, et non moi, qui avait vécu tout cela. Comme si c'est par procuration que j'avais enduré la maladie et les traitements... Cependant, c'était bien dans mon corps et dans mon quotidien que tout avait eu lieu ! Mais il m'a fallu du temps pour l'accepter.

Un autre élément qui m'a été précieux pour assimiler petit à petit ma situation, et comprendre que j'étais effectivement souffrante, a été la prise constante de médicaments. Quatre fois par jour, à heures fixes, ces pastilles venaient me rappeler que ma vie n'était plus la même que celle que j'avais toujours connue, et que désormais j'étais atteinte d'une pathologie pénible. C'était comme une claque qui venait me sortir de ma rêverie, à intervalles réguliers. Le fait également de devoir gérer un grand épuisement et une absence totale d'énergie pendant plusieurs jours, si je réalisais des efforts trop intenses, a eu un poids important dans ma prise de conscience. Que je le veuille ou non, j'ai été bien obligée d'apprendre à ne pas forcer, et à maintenir un rapport équilibré avec ce que je pouvais demander, ou pas, à mon corps. Tout excès, sinon, entraînait une punition bien trop douloureuse. La fatigue, par ailleurs, était un élément permanent de mon quotidien. Elle était provoquée par la myasthénie, et renforcée par les médicaments, et il était absolument impossible de l'ignorer tant elle était présente. À force, donc, j'ai fini par assimiler ce message contre lequel j'avais tant lutté : j'étais malade, et ma vie en était changée à jamais. C'était dur, mais je ne pouvais plus me le cacher. Le déni dans lequel j'avais vécu si longtemps n'était plus tenable.

M'adapter à ma nouvelle situation m'a aussi obligée à accepter ce qui dès le début sans doute aurait dû être une évidence, si je n'avais pas été dans le déni : l'impossibilité pour moi, désormais, d'exercer un travail dans des conditions normales. Mais il a été très compliqué de comprendre cela ! Au début, en effet, je gardais bon espoir de reprendre mon métier une fois ma convalescence terminée. J'avais bien conscience que mon corps était beaucoup trop diminué pour le moment, mais je ne doutais pas qu'un jour ou l'autre cela redeviendrait envisageable. Il me suffisait, pensais-je, d'être patiente…

Au bout de plusieurs mois, cependant, mon optimisme a commencé à être mis à rude épreuve. Contrairement à ce que j'avais cru, je constatais que la fatigue ne me quittait pas. Elle fluctuait au fil des jours, certes, et il arrivait que pendant presque une semaine, parfois, je bénéficie d'un surplus d'énergie et puisse en profiter pour mener plein d'activités, mais j'étais loin d'exercer le moindre contrôle là-dessus. D'une heure à l'autre, hélas, je pouvais perdre toutes mes forces et étais alors obligée de rester allongée. Dans ces moments, forcément, je devais bien reconnaître que ce fonctionnement particulier de mon organisme pourrait vite se révéler incompatible avec la moindre job… Et pour ne rien arranger, chaque prise de médicaments me provoquait, une demi-heure plus tard, un besoin irrépressible de dormir. La vie active, dans ces conditions, paraissait bien compliquée à envisager !

Les mois ont passé, et je ne parvenais à récupérer que peu de force, par ailleurs trop inconstante. Autre élément aggravant, j'allais bientôt devoir entamer également un traitement d'immunothérapie (j'y reviendrai ultérieurement) qui m'obligeait à subir des injections pendant cinq jours d'affilée, avec un cathéter en permanence dans le poignet (au début, j'étais même internée à l'hôpital, pour cela). Après ces cures, pour ne rien arranger, je me retrouvais sans aucune énergie toute la semaine suivante. Une fois que les molécules qu'on m'avait transfusées entraient en action, en effet, elles accomplissaient leur rôle, qui est de détruire les anticorps que je produisais en excès. Cette lutte acharnée dans mon organisme me pompait totalement. Autrement dit, j'avais droit chaque mois à presque une semaine de perfusions non-stop et à une autre passée à m'en remettre, ce qui réduisait mon temps disponible à la moitié du mois… à condition d'être en forme tous les jours, ce qui n'était bien sûr jamais le cas.

Cette situation m'a placée face à un mur, m'obligeant à réfléchir plus sérieusement à une décision que depuis le début je refusais de prendre. Dès que j'avais été diagnostiquée de myasthénie, le corps médical m'avait encouragée automatiquement à demander une allocation d'adulte handicapé. Ma première réaction avait été : « Certainement pas ! Laissez-moi un peu de temps, et je vais me remettre sur pieds, vous verrez. » Je m'accrochais à la superbe vie que je menais auparavant, et n'acceptais pas l'idée de ne pas pouvoir la retrouver. Depuis que j'étais toute petite, j'étais de ces personnes qui profitent de chaque moment, se lèvent avec le sourire, se douchent en chantant, enchaînent les blagues tout au long de la journée et sont systématiquement partantes pour aller boire un coup en terrasse après le travail. J'étais l'insouciance, la sérénité et le bonheur incarnés, et je refusais catégoriquement de ne plus être cette Louisa que tous appréciaient. Endosser une identité officielle de handicapée serait une manière d'assumer qu'il n'était pas envisageable de vivre et travailler normalement, et que je ne pouvais plus rester fidèle à moi-même. C'était hors de question ! J'étais résolue à retrouver mon existence d'avant, et attendais avec impatience que grâce aux traitements, avec un peu de temps, cela redevienne possible. Si j'avais besoin d'un an pour ça, eh bien je le supporterais. Mais me résigner, jamais !

Hélas, la réalité a bien fini par pointer le bout de son nez. Même si je retardais au maximum une opération du thymus qu'on me recommandait de plus en plus, je devinais qu'un jour ou l'autre j'allais devoir passer par cette étape. Or, cela impliquait une longue convalescence, puis le suivi d'un traitement assez lourd, pendant 18 à 24 mois. Que je le veuille ou non, y compris dans l'optique de reprendre une existence normale, les durées qui étaient en jeu restaient considérables. Après que le médecin, une énième fois, m'a conseillé de déposer une demande d'allocation d'adulte handicapée, j'ai donc fini par m'y résoudre. La mort dans l'âme, j'ai rempli le dossier, geste que je repoussais sans cesse... depuis 16 mois ! Il était temps d'assumer une bonne fois pour toutes que je ne pourrais plus jamais vivre dans la belle insouciance de mes 25 ans.

En signant ce formulaire et en rassemblant les documents qu'on me demandait, cependant, j'ai clairement pris conscience de ce qui était en train de se produire. Ce geste qui m'avait tant coûté et que je réalisais enfin marquait symboliquement mon acceptation de ma maladie. Je venais de comprendre que je n'avais d'autre choix que de faire une place dans ma vie à cette encombrante compagne. C'est moi qui devais me plier à son rythme, et non l'inverse. Et une fois que j'ai assimilé cela, étrangement, je me suis sentie mieux. Ma manière d'appréhender ma condition s'alignait enfin sur ce qu'était devenu mon quotidien, depuis que les premiers gros symptômes de la myasthénie s'étaient déclarés. Dorénavant, je ne lutterais plus contre l'idée même d'accepter ma situation, mais contre la maladie. C'était une attitude bien plus saine !

En janvier 2022, une menace qui planait depuis longtemps – et pas seulement sur moi, mais sur l'ensemble de la population – s'est matérialisée : j'ai eu le COVID. Du fait de mes conditions de santé, cette perspective m'inquiétait. Les médecins m'avaient prévenue, en effet, que dans mon cas les conséquences pouvaient être fâcheuses. Cette maladie agit principalement sur les poumons, qui étaient déjà au centre des attaques de la myasthénie. Pour le résumer, j'étais déjà fragilisée à l'endroit même où le virus allait le plus peser.

Le lendemain de Noël, j'ai ressenti les premiers symptômes. Après le dîner de fête, j'étais allée me coucher en me sentant exténuée. Cependant, je n'y avais pas prêté attention. Avec la myasthénie, il m'arrive souvent, justement, de subir de gros coups de fatigue. Mais la nuit a été particulièrement compliquée. J'étais prise de bouffées de chaleur, de palpitations, j'avais du mal à respirer… Si bien que le lendemain, mon frère m'a recommandé de faire un test COVID… qui s'est révélé positif. Je n'ai pas trop stressé en apprenant que j'étais contaminée et ai eu recours, comme d'habitude lorsque je tombe malade, à des remèdes naturels : vitamine C, infusions avec du miel, jus d'oranges pressées avec gingembre et citron... Et surtout, j'ai découvert que le fait d'être sous corticoïdes depuis un bon moment déjà (traitement que l'on prescrit dans les phases aiguës de cette affection) m'offrait une protection supplémentaire. Paradoxalement, j'étais dans la meilleure période pour être frappée par le coronavirus, puisque les médicaments que je prenais étaient du même type que ceux que l'on donnait aux personnes souffrant une infection grave de la maladie !

Si au début je stressais tout de même par rapport aux possibles conséquences de cette nouvelle attaque qui s'ajoutait à celles que mon corps devait endurer depuis plusieurs mois, j'ai très vite oublié de me préoccuper pour moi-même. Il se trouve, en effet, que dès le lendemain c'est ma mère qui a été contaminée à son tour par le COVID. Or, dans son cas, son organisme était déjà très amoindri. Non seulement elle était cardiaque, mais en plus elle enchaînait les problèmes de santé de toutes sortes, depuis très longtemps, et était donc affaiblie. Je me suis par conséquent beaucoup centrée sur elle, et j'ai complètement oublié que moi aussi j'étais atteinte par la maladie. Heureusement, tout s'est bien passé, et nous nous en sommes tirées toutes deux sans encombre.

Plusieurs semaines après avoir été contaminée, toutefois, je restais en permanence sujette à une énorme fatigue, d'une magnitude indescriptible et telle que je n'en avais jamais connue. J'ai pensé, à un moment, que mon traitement pour la myasthénie avait cessé de fonctionner. Mais, après avoir réalisé des examens auprès du neurologue, en mars 2022, celui-ci m'a affirmé qu'il s'agissait d'une conséquence du COVID. Ce dernier avait beaucoup affaibli mon système immunitaire, ce qui fait partie de ses caractéristiques, et ma myasthénie se trouvait ainsi au summum de sa puissance. Il a donc jugé nécessaire de passer à une étape à laquelle il songeait depuis quelque temps déjà : me faire suivre une cure d'immunothérapie.

J'avoue que cette annonce m'est tombée comme un gros coup sur la tête. Je savais que ce traitement impliquait des séries d'injections particulièrement lourdes, qui requéraient une hospitalisation de cinq jours consécutifs, une fois par mois. Il était difficile d'en prévoir la durée, mais le plus probable était qu'elle serait d'un an minimum, voire plus. Il y avait également un autre couperet qui pouvait venir après cette cure : on m'avait expliqué qu'elle était nécessaire avant une opération du thymus, afin d'éviter une décompensation au cours de l'intervention chirurgicale. Je n'ignorais donc pas que bientôt le neurologue insisterait pour que j'accepte de passer sur le billard, ce à quoi jusque-là je me refusais totalement. Je ne me sentais absolument pas prête à cela.

Au moment de commencer la cure, je savais un peu à quoi m'attendre, puisqu'on m'avait déjà fait des injections d'immuno-suppresseurs quand j'avais été hospitalisée, la première fois. Je prévoyais ainsi, comme à cette occasion, de vivre la plupart du temps avec la nausée. Et ça n'a pas raté... Dès qu'on a branché le cathéter, j'ai été prise de vomissements, qui n'arrêtaient pas. C'était vraiment désagréable, de même que la gestion de mes veines, qui tenaient mal et éclataient souvent, désintégrées par le produit assez fort qu'on m'infusait. Cela forçait alors les infirmières à en chercher d'autres, ce qui était de plus en plus délicat. En théorie, le cathéter aurait dû me durer tout le long des cures, soit pendant cinq jours, mais parfois on était obligé de le remplacer par un nouveau au bout de 24 heures à peine. Les infirmières redoutaient ce moment, car elles avaient beaucoup de difficultés à me piquer, et savaient que ce serait pénible pour moi. Heureusement, je n'ai jamais été du genre à me plaindre, et je leur disais donc d'y aller sans crainte. Mes bras, cependant, se transformant progressivement en un immense champ de bataille, et ce n'était pas beau à voir !

Pendant les cures, je me suis habituée aussi à endurer ses effets secondaires. Les plus désagréables étaient liés à cette nausée qui ne me quittait pas et me coupait l'appétit. Elle influait y compris sur mon odorat, qui devenait hypersensible. La moindre odeur forte pouvait me faire vomir, et je devais donc fuir dès que j'en percevais une.

Les deux premiers mois, on m'a internée à l'hôpital pendant une semaine entière afin de réaliser le traitement, mais j'avais du mal à supporter cela. Je n'ai jamais aimé ces lieux, et cela convertissait mes séjours en un vrai calvaire. Quand on se retrouve seule dans un CHU, le soir notamment, on se laisse facilement submerger par des pensées sombres, et on commence à cogiter. C'est un univers si anxiogène qu'il influait sur mon humeur, et me poussait au pessimisme et à la mélancolie. J'avais même fini par demander – et ça avait été accepté – qu'on me mette en chambre individuelle, car voir autour de moi des gens plus malades encore me minait le moral.

Pour la troisième séance de cure, après négociations, j'ai pu obtenir d'être admise en ambulatoire. Je me rendais donc à l'hôpital chaque matin, pendant les cures, et repartais à la maison au bout de quelques heures, en début d'après-midi, avant de revenir le lendemain. Toutefois, au bout d'un moment, il est devenu clair que cet arrangement était trop lourd et compliqué à gérer, aussi bien du côté de l'hôpital que du mien, car je ne vivais pas à côté. Une nouvelle solution a alors été trouvée : on me ferait livrer tout le matériel à domicile, et j'aurais juste besoin de faire appel à une infirmière libérale pour qu'elle vienne brancher le cathéter en début de matinée. C'était beaucoup plus simple !

Au bout de quelques mois, cependant, j'ai commencé à prendre conscience de la partie sombre de cette organisation. En effet, elle m'obligeait à vivre en permanence au milieu des machines médicales et des câbles de perfusions, partout chez moi, et cela me donnait l'impression de séjourner dans un hôpital. On l'avait tout simplement transplanté à la maison ! Pour le moral, ça n'avait rien de bon. En août 2022, j'ai fini par appeler l'agence qui s'occupait du matériel, pour lui demander de venir tout récupérer. Je préférais recommencer à être en ambulatoire. À partir de ce moment-là, j'ai donc repris l'habitude, une semaine par mois, d'aller chaque matin me faire transfuser, puis de repartir chez moi. J'avais compris que ma santé rendait impossible d'échapper à l'hôpital. Que je m'y déplace ou que je reste à la maison, il m'accompagnerait partout. Autant, dans ce cas, le garder au plus loin de mon domicile, et pouvoir me changer les idées quand je n'étais plus en traitement.

Cette cure d'immunosuppresseurs a duré onze mois, pendant lesquels j'ai été obligée de mettre en grande partie ma vie entre parenthèses. Chaque journée ressemblait point pour point à la précédente, et c'était très fatigant moralement de ne rien pouvoir faire. J'ai eu l'impression, pendant presque une année, d'être assise sur un quai de gare et de regarder en vain passer les trains, en attendant que l'un d'eux, enfin, s'arrête pour me permette d'y monter.

C'était d'autant plus compliqué à endurer que lorsque j'étais sortie de ma première hospitalisation, après que la myasthénie m'avait été diagnostiquée, on m'avait laissé miroiter un prochain retour à une vie normale, avec pour seule différence la prise de médicaments. Mon corps, hélas, n'avait pas suffisamment réagi à ces traitements, et ne s'était pas rétabli correctement. C'était terrible de vivre avec la maladie au centre de tout, après avoir cru avoir enduré la plus dure partie du processus. Certes, j'allais mieux qu'à l'époque où j'avais été admise aux urgences, mais tout retour à la normalité ne cessait d'être reporté à plus tard. Je me demandais si je pourrais réellement, un jour, voir la fin de ce long tunnel.

Certaines épreuves, heureusement, nous servent pour puiser en nous de belles forces et apprendre la résilience. Au fil de cet interminable parcours fait au quotidien de douleurs, d'obstacles et même de retours en arrière, il était facile de tomber prisonnière d'un sentiment croissant d'impuissance. Avec le temps, toutefois, j'ai découvert l'importance du mental, pas forcément pour que le corps aille mieux (quoique cela l'aide sans doute), mais surtout pour savoir accepter les revers et être capable de digérer sans heurts les mauvaises nouvelles qui se succèdent. Le secret, je crois, réside dans un apprentissage essentiel : nous ne devons pas subir nos émotions, mais au contraire les gérer et les travailler.

Pour cela, plusieurs paramètres sont essentiels et doivent être pris en compte. Il est primordial, par exemple, de tenter au maximum de vivre dans un environnement sain, qu'il soit familial ou amical. Cela implique donc de refuser toute influence de personnes malveillantes et toute situation toxique. Nous devons ainsi prêter attention à tout ce que nous expérimentons au quotidien, et empêcher que les ondes négatives qui viennent de l'extérieur nous affectent.

Il faut aussi, et c'est extrêmement important, comprendre que nous avons un rôle fondamental à jouer pour gérer nos ressentis. C'est à nous de mettre des limites à certaines de nos pensées, une fois qu'on les a identifiées comme néfastes. Qu'en serait-il de moi, par exemple, si je passais mon temps à ressasser que je refuse de ne pas pouvoir reprendre une existence normale, comme si de rien n'était ? Ces réflexions non seulement ne m'apporteraient rien, mais en plus elles mineraient mon moral et me pousseraient vers la dépression. En plus du corps, c'est mon esprit qui serait malade. Et là, tout ne serait que débandade…

S'il y a un message que mon expérience me donne envie de promouvoir, c'est bien celui-ci : dans l'adversité, on ne doit pas recevoir les émotions telles qu'elles nous viennent, mais les domestiquer. Il faut les obliger à passer par un filtre qui élimine toutes celles qui pourraient nous nuire. Désormais, j'ai acquis un sixième sens qui me permet de détecter très vite les objets, lieux ou personnes qui ne me génèrent aucun plaisir, sinon un mal-être. Et dans ce cas, il n'y a qu'une solution, symboliquement parlant : les remercier gentiment, puis leur dire au revoir et les jeter à la poubelle. C'est une obligation pour tout malade, si on ne veut pas s'effondrer, mais je crois aussi pour tout être humain. Il ne faut pas se laisser encombrer par des présences ou des pensées qui ne nous apportent rien de bon. Nous devons au contraire analyser sereinement les effets de ce que nous vivons sur notre bien-être, et transformer cette capacité d'observation en notre boussole interne. Dominer nos émotions et éviter par-dessus tout que ce soit elles qui nous emprisonnent.

J'ai pris conscience, peu à peu, que j'avais acquis une bien meilleure maîtrise de mes pensées et de mon état d'esprit, et que cela m'aidait à aller mieux. Mais c'est en devant affronter un nouveau type d'adversité, plus terrible encore que la maladie, que j'ai compris à quel point cette attitude était importante dans la vie elle-même, et dans des circonstances que tout un chacun devra traverser un jour ou l'autre.

La santé de ma mère, qui était particulièrement déficiente depuis plusieurs années, s'est soudain dégradée davantage, au mois de juillet 2022. Elle s'est mise à ressentir des douleurs atroces au niveau du dos et des reins, au point qu'elle ne pouvait plus tenir debout. Cela survenait dans un historique médical déjà très chargé, avec plusieurs pathologies cumulées et des traitements extrêmement lourds. Son corps, tout simplement, n'en pouvait plus, et je crois que sa tête, elle aussi, a commencé à abandonner la partie. Quand le quotidien est semé de telles souffrances et qu'elles ne cessent de croître sans aucun espoir d'amélioration, il est légitime qu'on finisse par baisser les bras, et c'est sans doute ce qui est arrivé à ma mère.

Le hasard a voulu que ce nouveau gros problème de santé survienne au moment où je devais moi-même séjourner à l'hôpital, pour une cure d'immunothérapie. Et on l'a envoyée au service de médecine interne pour réaliser des examens et tenter de comprendre d'où venaient ses douleurs aiguës. Connaissant désormais bien les infirmières, je leur ai demandé une faveur, qu'elles ont immédiatement accepté : nous installer dans la même chambre. Tout le long de cette cure, donc, j'ai été avec elle, et c'était réconfortant. Je pouvais en prendre soin, réagir en cas de problème, et lui changer les idées en discutant de tout et de rien. Les médecins, face à leur impuissance à expliquer ce qui se passait en elle, ne pouvaient que lui donner de la morphine pour la soulager un peu, et ils ont fini par la laisser sortir le vendredi, tout comme moi. Et c'est deux jours plus tard, le dimanche, qu'elle nous a quittés.

Bien entendu, j'ai ressenti une très grande tristesse face à son décès, mais je crois également qu'avoir appris à mieux gérer mes émotions m'a énormément aidée dans ces circonstances très difficiles. D'une part, j'ai été capable de comprendre que sa souffrance, depuis trop longtemps déjà, était intenable, et que pour elle disparaître avait été un apaisement. Quand on aime quelqu'un, on ne peut pas s'acharner égoïstement à le garder auprès de soi, si sa vie est devenue trop pénible. Par ailleurs, j'ai senti une certaine consolation en ayant pu être avec elle en permanence lors de ses derniers jours d'existence. Cela me donnait l'impression de l'avoir véritablement accompagnée dans cette phase ultime, et d'avoir pu partager avec elle des moments de qualité, si importants lorsqu'il s'agit des derniers.

J'ai donc souffert de sa perte, bien entendu, mais sans lutter contre cette émotion. Puisque j'avais appris à accepter ce que la vie mettait sur mon chemin, je l'ai appliqué à propos de ma mère. Ma douleur, dans ces conditions, était évidente, mais je l'ai endurée sainement. J'ai compris, même si dans ces circonstances j'étais loin de m'en réjouir, que les enseignements de ma maladie me permettraient dorénavant de mieux affronter les rebondissements cruels de l'existence.

Autre conséquence, probablement, de ma nouvelle capacité à gérer les émotions, j'ai su puiser dans cette épreuve afin qu'elle m'aide à avoir plus de forces. Depuis longtemps, je luttais contre l'idée de me faire opérer du Thymus, intervention que pourtant on ne cessait de m'encourager à réaliser, et qu'on me présentait comme inéluctable à terme. Je savais que cela enclencherait une importante période de convalescence, de plus d'un an et demi, mais aussi qu'une fois remise je pourrais sans doute aller mieux et retrouver beaucoup plus d'autonomie. Or, une fois ma mère absente à la maison, j'ai bien compris qu'on aurait beaucoup besoin de moi pour gérer les différentes tâches du quotidien. Si je voulais aider le foyer à être maintenu correctement, il fallait que je ne sois plus si dépendante de ma maladie et de la grande fatigue qu'elle engendrait souvent, incompatible avec toute activité physique régulière. Je devais mettre toutes les chances de mon côté pour pouvoir aller mieux. Je ne devais plus tergiverser.

Cette détermination qui s'est emparée de moi, une fois ma mère disparue, m'a permis de ne pas tarder à enclencher toutes les étapes nécessaires afin de me faire opérer. Un mois à peine après cette perte, j'ai pris l'initiative de demander un rendez-vous à une neurologue spécialisée dans la myasthénie, sur Paris, et j'en ai obtenu un pour septembre.

J'avais longtemps douté jusque-là, mais c'est avec enthousiasme que je me suis lancée désormais dans cette étape que je savais cruciale. Le fait de rencontrer une professionnelle qui soit experte sur la pathologie dont je souffrais me remplissait d'espoir. J'attendais beaucoup d'elle, car j'avais décidé que si, du haut de ses connaissances pointues, elle me conseillait à son tour de procéder à l'ablation du thymus, je suivrais sans la moindre hésitation son avis. Les différents neurologues que je voyais régulièrement me le recommandaient, et j'espérais donc de cette femme, d'une certaine manière, une bénédiction afin de franchir ce pas.

Cette entrevue s'est très bien déroulée, et j'ai apprécié que la spécialiste soit assez directe avec moi. Elle a regardé avec attention mon historique médical, et a voulu savoir comment la maladie m'affectait au quotidien. Au vu de tout cela, elle n'a eu aucun doute sur le fait que ma santé ne s'était pas rétablie suffisamment pour que je continue de vivre ainsi.

À l'époque, en effet, j'étais vraiment limitée dans ce que je pouvais réaliser au jour le jour. Je ne pouvais pas sortir de la maison seule, et même en restant à l'intérieur je n'étais pas autonome. La plupart des tâches a priori simples, comme cuisiner ou éplucher des légumes, n'étaient pas totalement à ma portée, car je manquais de forces. J'avais presque en permanence besoin d'une paire de mains supplémentaires pour m'aider. Si j'attrapais un quelconque objet, ne serait-ce qu'un verre, il était très fréquent que je le laisse tomber, incapable de contrôler mes gestes. Mes jambes également se fatiguaient extrêmement vite, et le résultat du test réalisé par la neurologue, qui avait voulu mesurer la durée avec laquelle je pouvais les garder levées, a été édifiant : vingt secondes à peine. Ce manque de force et l'ampleur de mon épuisement, en permanence, étaient très handicapants.

D'autre part, le fait de devoir passer cinq jours par mois à l'hôpital pour qu'on m'injecte les immunosuppresseurs était très compliqué à gérer. Mon capital veineux était devenu quasiment nul, et il était de plus en plus difficile de me piquer. Par ailleurs, chaque cycle me fatiguait énormément, et il me fallait ensuite quinze jours pour récupérer. J'étais dans une boucle infernale : cinq jours immobilisée à l'hôpital, deux semaines pour m'en remettre, et à peine une semaine pour vivre à peu près bien, avant de recommencer... Or, ce traitement était le seul à même de me stabiliser un peu et de m'apporter un minimum de forces. C'est lui qui parvenait à éliminer une partie de mes anticorps, que le thymus fabriquait en bien trop grandes quantités, et qui s'attaquaient à mon corps au lieu de le protéger.

À cela, il fallait ajouter des rechutes régulières, qui constituaient chaque fois un retour en arrière. Pour le résumer, mon état de santé était trop précaire et pesant au quotidien pour continuer ainsi.

Parmi les personnes atteintes comme moi de myasthénie, les mêmes traitements peuvent produire des résultats différents. Chez certains, ils se révèlent suffisants pour mettre fin aux symptômes et reprendre une vie normale. Pour d'autres, c'est seulement un organe (par exemple les yeux) qui subit les conséquences de la maladie, ou bien l'affection s'endort pendant plusieurs années, avant de réapparaître plus tard d'un coup. Cette pathologie est rare, et le corps médical en sait trop peu sur elle pour parvenir à la contrôler chez tous les patients. Tout se joue au cas par cas. Et en ce qui me concerne, ma myasthénie était généralisée, et les immunosuppresseurs loin d'être suffisants. La spécialiste était donc d'avis, après avoir étudié mon cas de près, que l'ablation du thymus était tout à fait recommandable.

Après cette entrevue, dont j'espérais beaucoup, j'ai pu passer à l'action. La neurologue spécialisée avait confirmé les avis que tout le monde me donnait depuis déjà un certain temps, et il n'était donc plus question d'attendre davantage. Étant réticente à propos des services d'intervention de Perpignan, j'ai préféré chercher un chirurgien un peu plus loin, et en ai trouvé un à Toulouse. Bien m'en a pris, puisque non seulement il était adorable, mais qu'en plus il était l'un des meilleurs chirurgiens thoraciques de la planète. Pour moi, c'était rassurant, car malgré les nombreux séjours à l'hôpital accumulés en plusieurs mois, je n'avais jamais subi la moindre opération ! C'était apaisant d'être placée entre de si bonnes mains…

L'intervention en question, par ailleurs, était en elle-même un peu stressante. En effet, elle impliquait de rester deux jours en soins intensifs, et donc de ne pouvoir être accompagnée par personne. Mais ce chirurgien, décidément, était une vraie perle. En plus d'être hautement qualifié, il est parvenu à me réconforter, grâce à sa gentillesse et à l'énergie très rassurante qu'il dégageait. J'ai déposé une telle confiance en lui que j'avais presque hâte de passer sur le billard et d'en finir, je n'éprouvais aucune appréhension !

Pourtant, je savais très bien que toute ablation d'un organe peut entraîner des complications, même si en l'occurrence le thymus ne remplit plus vraiment de fonction à l'âge adulte, ce qui rend sa présence presque superflue. Et surtout, ce qui m'attendait était ce qu'on qualifiait d'opération lourde. Du fait de la myasthénie, il était essentiel d'anticiper en amont tout ce qui pourrait se passer pendant que je serais endormie, afin de pouvoir répondre à une éventuelle déferlante d'anticorps, toujours possible avec cette maladie. Et puisque cette dernière évolue fortement en fonction des émotions, le stress ou la peur au moment de se faire opérer peuvent générer une réaction en chaîne. Dans ces conditions, le rôle de l'anesthésiste serait capital. Il devrait contrôler aussi bien mon endormissement que m'injecter mes traitements, réagir à toute descente, et me transfuser la dose adéquate d'antidouleurs pour que mon réveil soit exempt de toute difficulté…

L'opération s'est parfaitement déroulée, et a duré une bonne heure. Elle était réalisée à l'aide d'un robot assisté, et d'après ce que m'a expliqué le chirurgien, cela requérait un peu plus de temps, car il faut être extrêmement précis pour positionner les bras du robot. Il est hors de question de toucher les organes proches, comme le cœur ou le foie, et on est obligé de presser les poumons avec un tuyau pour créer un passage. Cette mise en place est complexe et demande une grande maîtrise, mais ensuite l'ablation du thymus en elle-même est très rapide.

Une anecdote plutôt drôle, par ailleurs, s'est produite en salle de réveil. D'après ce qu'on m'a raconté plus tard, j'ai immédiatement repoussé les draps avec mes bras lorsque j'ai ouvert les yeux pour la première fois, et j'ai dit : « Je veux partir, j'ai mal. Je veux partir. » Ce regain d'énergie a amusé la personne qui s'occupait de moi, et qui n'était pas forcément habituée à voir ses patients prêts à bondir du lit dès que l'effet de l'anesthésie s'amenuisait. Comme j'avais exprimé une sensation de douleur, on m'a injecté une nouvelle dose de morphine et je me suis vite rendormie. Je suis sortie ensuite de cette opération, en tous cas, sans aucune douleur, et en me sentant bien.

Le seul inconvénient – hélas très désagréable – a été l'obligation de garder une sonde gastrique – un gros tuyau qui passait par le nez et redescendait dans la gorge – pendant 24 heures. À cause de la myasthénie, il fallait absolument éviter toute fausse route lorsque je m'alimenterais ou boirais, et on m'a donc posé le drain juste avant l'opération. Heureusement, cette manipulation a été effectuée par une personne très professionnelle, de même qu'au moment où on a dû le retirer, et je n'ai rien senti ou presque. Ce n'était toutefois pas une expérience agréable, autant être honnête... Les infirmières, le lendemain de l'intervention, m'ont donné une douche qui m'a un peu requinquée. L'opération, en effet, m'avait épuisée, et la présence de la sonde gastrique, pendant plusieurs heures, m'avait empêché de manger. Et bien sûr, on ne dort pas aussi bien à l'hôpital que chez soi.

Je suis sortie de cette opération, en tous cas, ravie et boostée. Non seulement tout s'était bien déroulé, mais en plus j'étais convaincue d'avoir pris la meilleure décision, car elle m'avait été conseillée par un chirurgien et une neurologue en lesquels j'avais déposé toute ma confiance. Je n'avais plus qu'une hâte en rentrant chez moi : revenir enfin à une vie à peu près normale !

Ma convalescence s'est bien passée elle aussi. J'étais bien sûr très fatiguée, mais cela était inévitable après une intervention chirurgicale, et plus encore en étant atteinte de myasthénie. Au bout d'un mois, j'ai réalisé comme prévu un examen de contrôle, qui avait pour but de vérifier qu'aucune détresse pulmonaire ne s'était produite pendant l'opération. Les résultats ont été très satisfaisants, et je savais désormais qu'il ne me restait plus qu'à attendre. Car un des gros inconvénients de l'ablation du thymus, dans mon cas particulier, était le délai qu'on m'avait annoncé pour en sentir véritablement les effets : mon corps allait avoir besoin pour cela de 18 à 24 mois ! C'est extrêmement long, et c'est d'ailleurs en partie à cause de cela que j'avais à ce point retardé l'opération. Il m'avait été difficile de me motiver quand j'avais appris que je devrais patienter aussi longtemps pour en récolter les bénéfices. Mais au final, j'avais compris que mieux vaut tard que jamais. Et puis le fait d'être jeune rendait cet effort totalement recommandable : c'est une longue vie qui m'attendrait ensuite, probablement, et il était important de la passer avec le plus d'autonomie possible. Deux ans, après tout, ne sont rien à l'échelle d'une vie entière…

Aujourd'hui, au moment où j'écris ce livre, je n'ai pas encore atteint les deux années après lesquelles je pourrai bénéficier complètement des effets de l'ablation du thymus. Cela fait un an et demi que je me suis fait opérer, et je mentirais si je prétendais me sentir au maximum de ma forme. Je ressens un mieux, mais il n'est pas encore optimal. Tout est question de patience…

Une fois de retour à la maison après l'hôpital, fidèle à moi-même, j'ai repris d'emblée ma personnalité vivante et dynamique, même si je restais affaiblie par l'intervention. Plutôt que m'appesantir sur ma fatigue, je préférais prendre soin des miens, surtout dans une période où le décès de ma maman était encore tout récent. Mon idée n'était pas de prendre sa place chez nous, mais de parvenir tout de même à ce qu'une certaine gaieté soit de mise. Par ailleurs, j'avais totalement en tête l'objectif de vite aller mieux, afin que tout fonctionne correctement dans notre foyer. Pour le dire autrement, j'ai décidé comme toujours de ne pas trop écouter mes souffrances et ma fatigue, et de dédier toute mon énergie à mes proches… Il y a des réflexes et des comportements qu'il est très difficile de changer ! J'ai toujours aimé rire et blaguer, et une journée sans cela, pour moi, est clairement une journée perdue. La vivacité que je dégage au quotidien fait pleinement partie de ma façon d'être, et je crois que tout le monde autour se sentait rassuré, également, quand je poussais « une petite gueulante » lorsque quelque chose me dérangeait. Ils en déduisaient que tout allait bien, car j'avais gardé mon dynamisme.

Je me suis donc efforcée de remettre à l'ordre du jour, à la maison, les bonnes odeurs des repas en train de mijoter. J'étais aussi aidée par mon père et mes deux frères qui vivent avec nous, ainsi que par mes belles-sœurs, dès qu'elles nous rendaient visite. Chez nous, il y a très régulièrement du passage, et de nombreuses mains étaient disponibles pour me servir de relais, tandis que j'étais encore convalescente. Tout s'est toujours organisé de manière très fluide entre nous. Dans les bons jours, j'en faisais un peu plus, et dans les mauvais ce sont les autres qui géraient les différentes tâches. Le fait d'être bien entourée, quand on vit avec une maladie comme la mienne, est extrêmement important.

Dans cette nouvelle vie après l'opération, mes traitements ont pu évoluer, ce qui m'a apporté un incontestable mieux-être. Je n'avais plus à me rendre à l'hôpital cinq jours par mois pour les injections d'immunosuppresseurs, car désormais je pouvais simplement les prendre par voie orale (et à des doses moindres). Ce changement, préconisé par la neurologue, avait en fait commencé quelques mois avant l'intervention, et était bien moins lourd que précédemment. Il a très bien fonctionné dès le début. Bien sûr, je restais sous surveillance, pour vérifier qu'il n'y ait pas de rechute, mais fort heureusement je n'ai jamais eu besoin de repasser par les injections.

L'autre important bouleversement permis par l'ablation du thymus a été l'arrêt des corticoïdes. C'est une substance qui était vraiment désagréable, car elle entraîne à moyen et long terme une prise de poids, à cause de la rétention d'eau qu'elle provoque, et des sautes d'humeur. Tout le temps où j'avais été traité à la cortisone, en outre, j'avais dû me plier au rythme qu'elle imposait à mon corps. Souvent, elle me donnait un grand regain d'énergie le matin, quand je la prenais, mais à partir de 14 h ce coup de punch retombait et je restais dans un état soporifique jusqu'à la nuit. Je n'avais plus aucune force, et étais condamnée à attendre le lendemain pour effectuer quoi que ce soit. C'était compliqué à gérer, et surtout désagréable. Puisqu'il s'agit d'un traitement assez lourd, auquel le corps devient vite dépendant, il n'est pas possible de le stopper du jour au lendemain. Cela faisait deux ans que j'étais cortico-dépendante ! On réduit donc progressivement les doses, par paliers.

J'ai commencé cette phase de désaccoutumance en février, et elle s'est étalée sur plusieurs mois. En mai, j'ai passé une matinée entière dans un laboratoire, pour y effectuer une grande batterie d'examens, et lorsqu'il m'a reçue le neurologue m'a annoncé la bonne nouvelle. Il avait montré mes résultats à un endocrinologue, qui lui avait confirmé que je pouvais désormais arrêter totalement la cortisone. Ça a été une vraie libération pour moi, puisque de tous les médicaments que j'avais dû prendre c'est celui-ci qui avait été le plus difficile à endurer, du fait de tous ses effets secondaires ! J'avais appris à vivre avec lui en le considérant comme un ennemi… Au bout d'un certain temps, j'ai pu constater que mon corps se dégonflait, et que mon énergie et mon humeur se stabilisaient. Tout n'était pas parfait pour autant, car de nombreuses douleurs m'ont envahie, notamment dans les muscles et les articulations. Toutefois je savais qu'elles finiraient par s'estomper, il fallait simplement que l'organisme s'habitue à ne plus recevoir ses doses. Au final, j'étais surtout bien contente d'échapper à un traitement bien trop pesant au quotidien, et de retrouver le peps et le côté solaire que j'avais en partie perdus de vue. Une autre conséquence pénible de la cortisone, en effet, est qu'elle nous fait entrer dans une phase de dépression, plus ou moins aiguë selon les individus. Au bout de trois semaines, après l'arrêt définitif, je n'en sentais plus aucun effet !

Ce que je n'imaginais pas, cependant, est que je devrais repasser par ce traitement si désagréable un peu plus de six mois plus tard. À un moment, les symptômes de la myasthénie sont redevenus compliqués à gérer, et je ne me sentais pas bien du tout. Le simple fait de garder les bras levés pour tendre une lessive, par exemple, était trop difficile, et je devais réaliser plusieurs pauses pour y parvenir. Au lieu de 10 minutes, il m'en fallait 25... J'avais également la sensation que mes jambes étaient cotonneuses, et la nuit des douleurs aux membres me réveillaient. Quand je lui ai expliqué tout cela, mon neurologue m'a donc annoncé qu'il allait me prescrire à nouveau une cure de cortisone. Mais en voyant l'expression de mon visage changer brutalement, tant j'étais déçue, il m'a vite rassurée. Cette fois-ci, heureusement, ce traitement ne me serait administré que sur une courte période, et avec des doses minimes. Au bout de quelques semaines, j'ai pu l'arrêter à nouveau, soulagée.

Plus le temps passe depuis l'opération, et mieux je me sens, même si par moments il peut y avoir des retours en arrière. Progressivement, je me suis habituée à subir de moins en moins de crises, puis à ne plus en avoir du tout. Les symptômes reviennent de manière cyclique, mais sur des périodes assez espacées, et avec moins d'intensité. Je remarque toutefois que ma santé est fortement dépendante de mon mental, puisque c'est souvent dans des circonstances où je suis contrariée ou stressée que mon corps s'affaiblit. Je me retrouve alors avec une absence de sensation sur la jambe gauche, ou des difficultés à me servir de mes mains. Mais ça ne dure jamais trop longtemps, heureusement. Et comme j'ai appris à connaître ma maladie, je sais désormais être patiente. En attendant que ça passe, j'essaye de me changer les idées et je me repose, sans trop me préoccuper.

Ma vie reste cependant assez compliquée, car quatre jours sur sept, en moyenne, et même sans avoir accompli de gros efforts auparavant, je suis très fatiguée, voire totalement épuisée. Pour compenser, je prends de la vitamine C et mange beaucoup de fruits et légumes, mais cela ne m'empêche pas, régulièrement, de devoir passer des journées entières au lit, éreintée et complètement à plat, comme si la veille j'avais participé à un combat de boxe. Dans ces moments, mon corps me fait mal, mes jambes sont lourdes, et je n'ai même pas la force de me nourrir. Hélas, c'est ainsi que fonctionne la myasthénie, et je n'ai pas de contrôle dessus. J'apprends à vivre avec, tout simplement.

Ces périodes cycliques d'épuisement, outre leur côté évidemment très désagréable, me compliquent beaucoup les choses pour retrouver une existence qu'on pourrait considérer comme normale. Quelle entreprise voudrait embaucher quelqu'un qui un jour sur deux ne sera pas en état de rejoindre son poste de travail ? Dans mon quotidien, j'ai appris à m'adapter à ma condition et à effectuer de nombreuses pauses. Si je lave le linge, par exemple, je le décharge de la machine pour le mettre dans la corbeille, dans un premier temps, puis je vais me reposer une heure avant de revenir l'étendre, parfois en plusieurs étapes. Si je veux me doucher et ne m'en sens pas l'énergie, je suis obligée d'attendre plusieurs heures, jusqu'à en être enfin capable. Et si je force trop, je sais que le lendemain il me sera impossible d'effectuer le moindre mouvement. Pour cuisiner, je me suis aussi habituée à préparer plusieurs plats les jours où je suis en forme, et à n'avoir plus qu'à les réchauffer ceux où je suis exténuée. Toute mon organisation est soumise à ce que me permet ou pas mon corps, et ce n'est évidemment pas un rythme de vie compatible avec des obligations professionnelles.

Longtemps, j'ai voulu croire qu'avec un peu de patience il me serait possible de reprendre un travail, mais depuis quelques mois je commence à comprendre que cette possibilité, malheureusement, risque de rester compromise. Je réfléchis donc à la manière de mener tout de même des activités, dans un cadre moins contraignant et exigeant. Pourquoi pas dans le monde associatif, par exemple, surtout en ce qui concerne la myasthénie ou les maladies auto-immunes ? Si j'ai décidé d'écrire ce livre, c'est justement pour aider les personnes qui en souffrent. J'ai le sentiment que mon expérience peut leur permettre de mieux comprendre ce qui leur arrive, et aussi de s'y adapter et de s'armer de patience et de courage. Je suis atteinte d'une pathologie contraignante, certes, mais je considère que cela ne doit pas m'empêcher de m'épanouir, et qu'il me faut simplement aménager un cadre adéquat.

Je suis dans cette réflexion en ce moment, mais je suis certaine d'une chose : je trouverai le moyen d'apporter quelque chose à la société, sans que la maladie soit un obstacle. Ma vie, je veux la vivre pleinement, et c'est à cela que je vais me consacrer !

En guise de conclusion…

Tout d'abord, merci ! Merci d'avoir pris le temps de vous intéresser à mon histoire ! J'espère qu'à travers cette lecture vous aurez trouvé soutien et réconfort…

La vie est un cadeau précieux, avec son lot de surprises, parfois positives, parfois négatives. Peu importent les épreuves qui s'abattent sur vous, ou qui vous laissent à genoux. Ne vous sous-estimez pas, creusez au plus profond de votre âme, relevez-vous et battez-vous. Croquez la vie à pleines dents, car vous n'en avez qu'une et que vous avez droit vous aussi au bonheur. Rien ni personne ne doit vous en priver.

Si vous ressentez depuis un certain temps les affres de la maladie, sachez que les plus gros tourments sont derrière vous. Et plutôt que chercher à les oublier, servez-vous-en comme une arme. La vie est une partie d'échecs, dans laquelle il faut continuellement avancer, ainsi que balayer et renverser tous les obstacles qui se dressent devant vous. Ne soyez pas en colère contre votre condition pour les difficultés qu'elle vous inflige, mais rappelez-vous au contraire de tout ce qu'elle peut vous offrir. C'est la meilleure des motivations pour vivre à 100 %.

Pour moi, écrire ce livre a été une source de bien-être et de bonheur, et la transparence avec laquelle je m'y suis employée m'a fait beaucoup de bien. Vous n'êtes pas seul, nous ne sommes pas seuls. N'abandonnez pas, n'abandonnons pas !

Merci !

Louisa Bensabeur

Remerciements

Il me tient à cœur de prendre un instant pour vous dire Merci…

D'abord ma famille, qui a été là durant cette longue période sombre : mes parents, mes frères, mes belles sœurs, mes nièces, mes neveux… Tout cet amour que vous m'avez donné a été très important pour moi, dans ces moments.

Merci à toute l'équipe médicale qui m'accompagne et me rassure depuis le début, notamment mon médecin généraliste et mes neurologues…

Merci à mes meilleures amies, que je préfère qualifier de sœurs, pour votre soutien au quotidien et vos good vibes.

Et un merci spécial à ma maman, celle qui m'a inspiré toute cette force, ce sang froid et cette foi… Repose en paix…